非定型精神病とカタトニア

―― 拒絶と服従から学ぶ症候学 ――

著

中山 和彦

星 和 書 店

Atypical Psychosis and Catatonia

by

Kazuhiko NAKAYAMA, M.D., Ph.D.

2016 © Seiwa Shoten Publishers

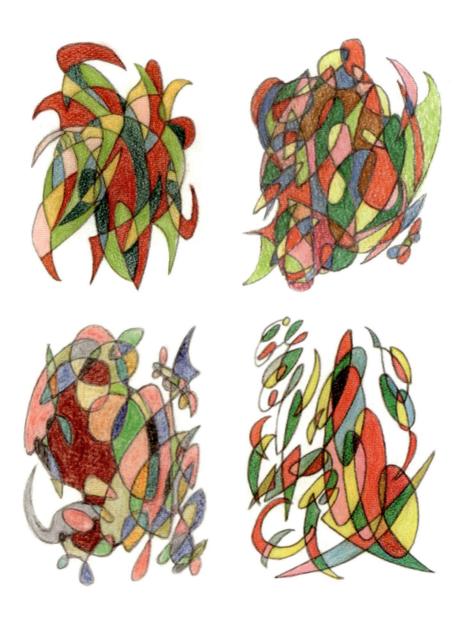

アール・ブリュット（1）

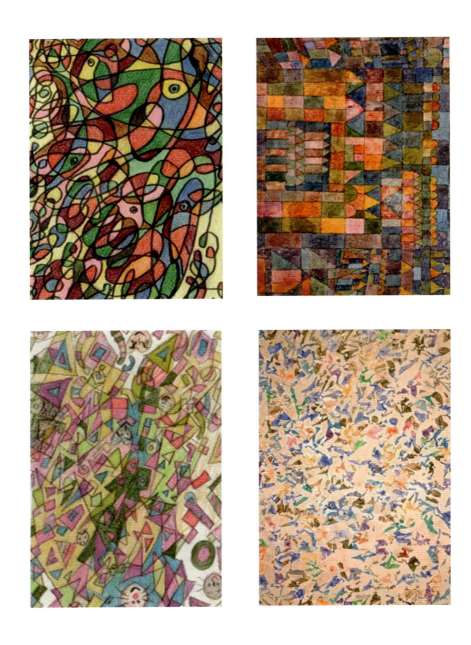

パウル・クレーとジャクソン・ポロックが接近する

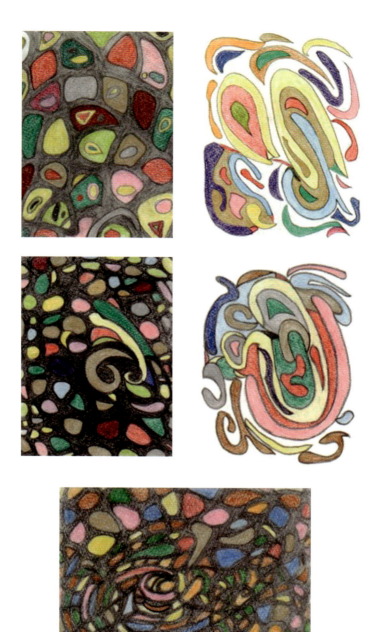

アール・ブリュット（2）

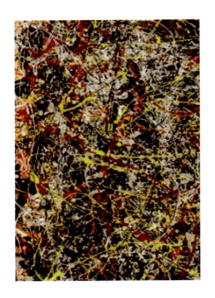
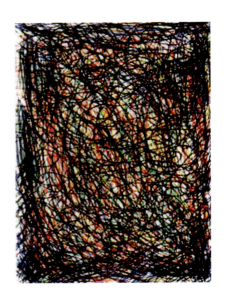
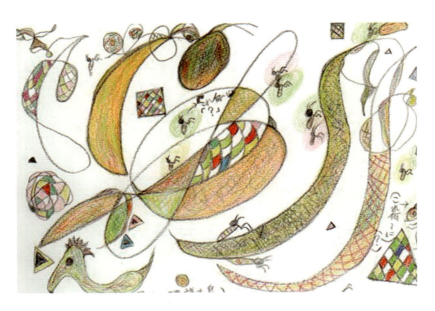

ジャクソン・ポロックが語る

〈目　次〉

序　章　敗戦・報告　1

第 1 節　精神病と戦うために……………………………………… 3
第 2 節　拒絶………………………………………………………… 5
第 3 節　けいれんする命「しかめっ面」………………………… 7
第 4 節　調光……………………………………………………… 12

第Ⅰ章　健康と平和
非定型精神病とカタトニアがその戦場を語る　16

第 1 節　健康とは何か…………………………………………… 16
第 2 節　心と身体の戦いがもたらすもの……………………… 18
第 3 節　「心身の戦い」が長期戦になったとき……………… 22

第Ⅱ章　非定型精神病の臨床　24

第 1 節　「いわゆる」ではない世界…………………………… 24
第 2 節　非定型精神病の臨床経過……………………………… 27
第 3 節　再発と患者・家族の感情表出………………………… 36
第 4 節　非定型精神病と月経関連症候群……………………… 42
第 5 節　非定型精神病の治療…………………………………… 60

第Ⅲ章　カタトニアの臨床　　64

- 第1節　カタトニアの臨床 …………………………………… 66
- 第2節　カタトニア・てんかん・非定型精神病の系譜 ………… 71

第Ⅳ章　境界線　　77

- 第1節　精神症候形成と女性・性の意義 ……………………… 77
- 第2節　独立疾患としての非定型精神病 ……………………… 80
- 第3節　非定型精神病の系譜の価値 …………………………… 83
- 第4節　症候学的診断と経過研究診断 ………………………… 86

第Ⅴ章　振動・波動・周期性の脳科学　　88

- 第1節　非定型精神病―女性・性が色分けする発光体 ……… 88
- 第2節　振動体の集合体としての生命 ………………………… 95
- 第3節　振動体としての月経周期 ……………………………… 98
- 第4節　波動と振動の脳科学 ………………………………… 101

第Ⅵ章　てんかんが語る脳内物語　　104

- 第1節　生命の表出 …………………………………………… 104
- 第2節　カタトニアと心因 …………………………………… 105
- 第3節　祈祷性精神症は非定型精神病かカタトニアか ……… 107
- 第4節　ゴッホが体験した「永遠の生命」とは ……………… 108
- 第5節　ゴッホは Geschwind 症候群か ……………………… 112
- 第6節　制御不能感を共有する PMDD，IDD ……………… 115
- 第7節　カタトニアとてんかん ……………………………… 120

第Ⅶ章　非定型精神病を見極める　123

- 第1節　柄でもないが，自我構造に注目 …………………… 124
- 第2節　非定型精神病には男性型と女性型がある ………… 127
- 第3節　非定型精神病者が示すアール・ブリュット
  ―非定型精神病からカタトニアへ ………………… 130
- 第4節　高齢の非定型精神病 ………………………………… 133
- 第5節　非定型精神病の核は何だ …………………………… 135

第Ⅷ章　独立疾患「非定型精神病」と「カタトニア」
カールバウム症例を通して証明する　140

- 第1節　非定型精神病とカタトニアの分離点 ……………… 141
- 第2節　カールバウム症例を裸にする ……………………… 143

第Ⅸ章　新しい歌
性を超えたところで喜びの声をあげる　168

- 第1節　座敷牢から生還した新吉，その眼光
  ―中原中也の悲しみの詩が共鳴する ……………… 169
- 第2節　悲しみのトランス …………………………………… 171
- 第3節　座敷牢の脅威 ………………………………………… 176
- 第4節　中也と新吉の詩が共鳴する ………………………… 179
- 第5節　ダダイズムと非定型精神病 ………………………… 184

第X章　キュブラー・ロスはモーツァルトの　　　　　　　　　　　　　　　レクイエムを知っていたのか　188

- 第1節　死の臨床から学ぶ ……………………………………… 188
- 第2節　病者と家族の心理的危機 ……………………………… 192
- 第3節　心理変化過程に伴う疾患—心身症から精神病まで …… 199
- 第4節　レクイエムにみる生命の躍動 ………………………… 206
- 第5節　カタトニアと非定型精神病 …………………………… 210
- 第6節　精神症候形成にかかわる女性・性の意義 …………… 214
- 第7節　振動体は時間をつくる ………………………………… 216

最終章　スピリチュアル・ケア　　　　　　　　　非定型精神病とカタトニアの境界線　220

平和の祈り　225

- 文献 ……………………………………………………………… 227

序章

敗戦・報告

「ひきょうよ」という声で，敗れたことを知った。
締め切ったカーテンの隙間から，予期せず走る閃光のようだった。

「戦い」は40年にも及んでいる。旧約聖書に書かれた，恐れ多くも「神」との戦いに匹敵するものだ。それが間違った戦いであったことを全く気がついていなかった。敗者の頭髪は遂に薄くなり，皮膚は弛みシミにあふれた。心だけでなく骨も折れ，股関節も萎縮した。杖だけでは歩けない。神のご慈悲を授かって，やっと立つことができた。

「私にはもうどこにも行く処がないんです」
涙が出ない目から，見えない涙が流れている。
肉のない節だけの指が，白骨とたいして変わらない両頬を覆った。
「もう，先生の処に行くしかないんです」

皺枯れたその声は，天空の神に届いているのだろうか。

敗者がいても勝者もいない戦いであった。40年間戦っても全く何もわからなかった。良くならなかった。それどころかどこが間違っているのかもわからなかった。だから同じ間違いを繰り返しているのだ。
ここまでとことん負けるとは予想していなかった。敗者には，もともと

面目などない。でも「敗戦の歴史」を書きたいという衝動を今抑えることができない。

　負けたがゆえにわかったことがある。戦士の攻撃は戦場を悪化させた。語ったからとしても何も変わらない。しかし，いつか神が降りてきて敗者たちを救済してくれることを祈る。だからイースターを前にして今急いで語ろう。

第1節　精神病と闘うために

　後に敗者となる戦士は戦術を学ぶため，イギリスにやってきた。かつて世界を制覇したことがあるからだ。そこはロンドン南部のデンマームヒルであった。荒れ果てた広大な敷地がある。空き地も散在している。石と鉄で造った飾りけのない建物がいくつかあった。それは明らかに何重にも白いペンキで塗りたくった形跡がある。100年は有に超える代物だ。勝戦国の姿とは思えなかった。1996年2月，ロンドンは極寒の時期であった。

　戦士は，その頃それまでの戦況情勢を他人の褌（ふんどし）を借りてまとめた[序-1]。これはかつての大日本帝国のように似非・勝戦報告である。

　戦士は本当は勝ってはいないことをうすうす知っていた。だからこそ新しい戦術を見つける必要があったのだ。幕末にイギリスに渡航した伊藤博文や井上馨は密航であった。それでも行く必要があった。疲れ切った我が戦士はすでに45歳であった。

　ロンドンに着いてまず生きるために必要なことは，エイリアン登録である。音声は入っても意味がわからない。だから話せない。習慣が違う。段取りがわからない。身動きができない。失語・失認・失行，まさに架空の生物，エイリアンなのだ。そうだ，戦士はまさに「カタトニア」の世界を疑似体験していた。籠り固まっていた。

　そんな戦士に我慢強く寄り添ってくれた人物がいる。ワリーだ。料理上手なワリーはひたすらワンディッシュ・ディナーを作ってくれた。大量のジャガイモと人参と豆を1時間かけて皮むきをする。「馬に食わせるほど……」と誰が言ったのだろう。食べきれない夕食の残り物は隣家の馬の餌である。馬と同じ食事を1年間食べ続けた。徐々にカタトニアから解放されていった。ワリーの行動のなかに未知の戦術があったのだ。あの時必死の思いで手に入れたカード，生きるのに必要なはずのエイリアン・カードをなくしたくらいである。

イギリスでは，1950年代後半には，「精神病と闘う」ことをやめていた。勝つ見込みのない戦いだからだ。巨大な精神病院を後先も考えることなく，あっさりと閉鎖してしまった。当然，市街地には精神障害者があふれた。しかし予想に反して大きな問題は起きなかったのである。
　世界をあっと言わせたのは，その後の経過研究である。「家族のもとへ帰った精神障害者は，他人のところで生活を余儀なくされた者より，再発，悪化しやすい」というものであった。家族の愛は精神障害者を苦しめるのだ。愛が病気と闘う。闘う愛が障害者を追い込み，暴発してしまうのだ。病気と闘っているつもりが，結局病者と闘ってしまう。

「ちぐはぐな洋服を着るのはやめて！　なんてセンスが悪いの！」
「そんなにソースをかけないで。料理が台無しでしょう」
「あんた味もわからなくなったの！」
「いつまで寝てるの。生きている意味がないじゃないか」
「ドタバタ歩かないで！　もっと上品にして」
「犬猫と変わらないね」

　ロンドンでは家族の言動に，その原因を突き止めた。キーワードは「批判的言辞」，「敵意」と「過剰な感情的巻き込まれ」であった。それに対する対策は簡単である。「負けるが勝ち」の戦術だ。病者に対して，一方的に批判する言葉を浴びせてはいけない。病者を弱者だと思ってはいけない。守らなければと思いすぎると，感情的にしかも過剰に巻き込まれてしまう。これは大きな心理的負荷になる。さらに人格を否定するような発言は禁忌である。これは最もやってはいけないことであるが，家族だからゆえ起き得るのである。
　「負けるが勝ち」の戦術を身につけて戦士は帰国した。そのつもりであった。にもかかわらず底なしの愛が，見境もなく戦士に形而上にも届きかねないエネルギーを吹き込んでしまったのだ。

第2節　拒絶

　ひとがひとを知ったとき，最初に体験するのが「拒絶」である。この世界で生きられないひとが，「生きることを許された世界」に留まるためにするのである。「拒絶」は能動的には「拒絶する」のであるが，戦士にとっては「拒絶される」ことになる。この受動的なところに意味がある。病者は自生的に拒絶しているのではない。「生きられないとわかっている世界」にむりやり引き戻されそうになる外圧に抵抗しているだけである。だから戦士にとっては，「拒絶される」のだ。自分の与えられた世界で生き切るためには手段を選ばない。無力にみえる病者であるが，このためのエネルギーは，はるか永遠である。それは無言であり，興奮であり，衝動であり，攻撃である。見えない敵と戦っている？　もともと戦いかたを知らない戦士達なのだ。

　繰り返す拒絶行為は，キリモミ式で火が起きるように，その火が恍惚の世界へ導いていく。光輝く万能の世界に接近する。自信と満願の笑みに満ち満ちた姿がある。そこに神の御心を啓示するように，あたかも無限のエネルギーが生まれてくる。

　万軍の主のごとくその威力には手も足も出ない。しかし戦士は屈してしまう前に地獄の門番と化してしまう。サタンがした魔女狩りのごとく，あらゆる残酷な手口で封じ込めようとする。抵抗できないように封じ込めるのだ。その的外れな手口は，死に追い込むのに十分なくらい残忍である。実際悲惨な結果を招いてきた。蓄積してきたはずの精神医学が，空中分解した瞬間である。

　この戦いに参加している全てのひとに底知れない打撃を与えることになる。悲惨で非人道的な精神医学の歴史から卒業するには，「この世界」との和解が必要なのだ。

　「この世界」とは何か，何者か。どんな世界か。図1を見てみよう。図

2はどうか。何であれ，そのままにしていられない。誰もが待つことができない。待っていれば和解があるかもしれないが，少なくとも「拒絶」に対しては待つという戦略はあり得ない。戦火は拡大し，見えないところまで被害が深まっていく。戦術を身につけてきたはずの戦士は，この戦いに参戦して，ずたずたの傷病兵になってしまった。

　ここでいう「この世界」は，もちろん「非定型精神病」である。この本の書名がそうであるのであたりまえだ。

　この非定型精神病に40年という長期に参戦して，わかったことがある。戦場は1つではなかった。実は違う戦場がもう1つあったのだ。それがカタトニアである。従来から非定型精神病のなかにカタトニア症状は含まれているとされてきた。しかしそれは違っている。非定型精神病とカタトニアの間には境界線があるのだ。敗戦の歴史はまず非定型精神病に惨敗した。そしてその経験を活かすことなく，続いて訪れたカタトニアに大負けしたのである。

　本書の目的は敗戦報告に留まらない。この2つの戦場の境界線の謎を解くことである。この2つの戦場は特異的に連続しているのではない。章を重ねて説明していく。とりあえず悲惨な戦場に戻ろう。第3節と第4節は後半戦の戦場報告である。

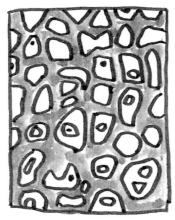

図1　非定型精神病の世界(1)

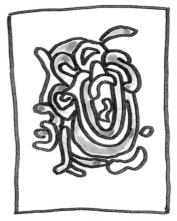

図2　非定型精神病の世界(2)

第3節　けいれんする命「しかめっ面」

　戦士は，何度も「馬鹿じゃないの」と言った。人格，存在を否定するような発言は容易なことだ。それには何も言わない。「無言」である。
「なんで黙っている！　さっき言ったばかりでしょう」
「何度言ったらわかる！　馬鹿じゃないの」
　さらに強く，激しい口調で批判と否定の言葉を投げかける。それに対してはやはり「無言」であり「無動」である。イギリスで身につけたはずの戦略は影すらもない。病気と闘っているつもりが病者を痛めつけているだけなのだ。病者の無言，無動はますます強化してくる。境界線を越えた世界が完璧な守りを与える。それが「しかめっ面」だ。

　一般的に言葉の代わりに見せる「しかめっ面」は，挑発的な感情を示す表情である。少し恐怖も与える。戦士は言葉を失う。両者が無言の世界に突入する。しかしこれは間違っている。しかめっ面にみえる表情は，表情筋がひきつっているのだ。左右非対称に。よくみると細かく「けいれん」している。マージュのようでもある。歌舞伎役者の大見得を切ったときの表情にも似ている。カールバウムは筋肉のけいれんに注目して当時の定型性狂気から緊張病を分離した。運動性神経系の諸症状が本質的な症状として出現するとしたのだ。そして何よりも「けいれん」とともに「熱情的な恍惚感」の二極性を見出した。「けいれんする命」，本書が後半に主張する「振動する生命」を予感させるものである。

　真夏であったが，さすがに7時を過ぎると外は急に暗くなった。疲れ切った戦士は歩いている実感がなかった。重く垂れこんだ夏の熱気はサタンのエネルギーに満ちていた。慣れた階段ではあったが，足がむなしく空を切った。強打され体は堅い石階段の一部となった。

敗戦は周知していたが，これで決定的になった。そこにはむしろ安堵があった。
　ベッドに横たわっていると心電図モニターの音とかぶさって母の声が聞こえてきた。
　母「（一点を凝視して）トイレ……」
　子「今日は土曜日。明日の日曜日来るの休んでいい？……」
　母「いい」
　子「そろそろ，帰ってもいい？」
　母「はよ，帰んさい」

　子「おかあさん，起きてたの？！」
　母「（一点を凝視して）トイレ……」
　子「すいません，トイレお願いします」

　7年前まともな会話ができた最後の年であった。
　100万の医療費を払った病院の帰り道，100円ショップの10円コーナーで買い物をした。それから半年。

　鼻にはマーゲンゾンデ，そけい部にはＣＶ，そしてバルーンカテーテル。ぼさぼさの頭髪，両手は手袋，そして両手ともベッド柵に抑制。カラカラの口の中。
　「○○ちゃん，よく頑張ったね」とかすれ声。
　私は部屋を出て，洗面所へ。涙を拭いた。
　これが母の最期から3番目の言葉であった。

　それから8ヵ月，屈辱の時間が経過した。
　主治医の医師と連絡も途絶え，母は日々衰えていく。
　会うのがつらい。

冷たい看護師。
医療の現場に，人間の限界をみる。
すべての思いは空転し，そのつけは母にいく。
馬鹿を演じ，鈍感を演じ，アホになりきる。それが家族の役割。
言葉は「すいません」と「お願いします」の二言だけとなる。
人に頼るということは，そういうことなのだ。

長くベッドサイドにいると，看護師の機嫌を損ねる。
「エデンの東」のラストシーンを思い出す。

「そろそろ帰るよ」
無言の母は眉間にしわをよせる。

体の不快感にあの苦しみの根源がある。
寝たきりで，バルーンによる不快感。
慢性の膀胱炎。
排便しても看護師が偶然に気がつかない限りそのまま。

激しい嘔吐。禁食。
「昨日から何も食べてないの」
蚊が泣いたらもっと大きいだろうと思うくらい小さな声が
母がこの世で喋った最後の言葉であった。
終わりのない痰。口の中にたまっている。
まくらにべったり。
看護師が気がつかない限りそのまま。

「お母さん，来たよ」
「どうしたの，口を空けたままで」

口呼吸しかできなくなった。
眉間に皺をよせて……。
眼輪筋を震わせ，口唇をいびつに曲げている。
そうあの「しかめっ面」である。

それから亡くなるまでそのままの表情が続いた。
棺桶に入れるとき，口腔歯科の先生にワイヤーで口を閉めてもらった。
最後の接見に備えたのだ。
その表情はあまりにも苦悶状であったから。
「これ以上引っ張ると顎の骨が折れます」

「しかめっ面」をして動じない老人は，老人病棟にはどこでも何人かいる。
　精神病院に多くの老人病院が併設されている。今思うと動けないのではなく，動かず（しかめっ面）をした老人が結構いたように思う。DSM-5 ではカタトニアは次のようにまとめられた。

　　295.x5　　カタトニアを伴う統合失調症，統合失調症様障害あるいは統合失調感情障害
　　296.x5　　カタトニアを伴う Major mood disorder
　　<u>293.89</u>　　<u>カタトニアを伴う一般身体疾患</u>
　　<u>298.99</u>　　<u>特定不能のカタトニア</u>
　　29x.x5　　物質誘発性精神病性障害
　　298.85　　短期精神病性障害

　身体疾患が誘発するカタトニアは，臨床的には稀有ではない。カタトニアは身体の苦痛から逃れるための，心の，体の，人の，脳の，生命の防衛反応なのだ。しかし積極的な身体疾患が必須なのではない。いわゆる高齢者の廃用性状態で生じる。ここもポイントの一つであるが，残念ながらこ

の分類のなかには明確には記されていない。

　とはいえ，特定不能のカタトニアや短期精神病性障害を分類においていることは，カールバウムが提唱した緊張病を独立疾患としてあり得るという可能性を残した優れた分類といえる。

　高鳴る心電図モニターの音で，病室の天井が迫ってきた。
「早いうちにボディ・キャストにしましょう」
　簀巻きのギブスで私は完全に自由を失った。
　カタトニアの世界の疑似体験の始まりであった。そのかわりに敗者は無抵抗の喜びを知ったのだ。

第4節　調光

「何しているの。ドア，開かないの？」
　ドアのカギを不器用にガチャガチャと回す。カギ穴が壊れそうだ。ドアをたたく。
「ガス，消して！」
　鍋やフライパンはいくつも丸焦げにした。火事の寸前だ。
「ゆで卵のつくり方忘れた」
　それどころか，簡単な料理もすべて忘れている。

　「この世界」では日常的な決めごと，たとえば戸締り，掃除，洗濯，料理，お金の管理など何の意味もない。一見そのような行為ができなくなるように見えるが，できないのではない。する意味がないのだ。
　戦士はそれを何とか教え込もうとする。日常生活の段取りを紙にわかりやすく書く。それを随所に貼る。何の効果もない。意味もない。

「何度言ったらわかるの！」積み重なる叱責の言葉である。
　覚えて行動することもしなくなる。記憶の障害はない。「記憶する必要」がないのだ。

　「一点を凝視」し固まってしまうのはなぜか？　これは動けないのではない。動く意味がないからである。これもけいれんと恍惚の結合だ。

「おかずだけを続けて食べるからのどに詰めるのよ。スープやお茶を合間に飲めばいいの！」
　4品おかずがあるとすると，1品ずつ食べきる，そして2品目に箸を動かす。バランスよく食べることをしない。味わう様子はない。置いてあるものをただ口に運ぶだけである。ドミノ倒しのようである。味は感じてい

ないが，熱いものは嫌う。カタトニアの世界から出そうになるからだろうか。

「ちゃんとお風呂に入っている？　体洗ったの？　髪は？」
　無言のまま浴室から飛び出してくる。濡れてない髪を扇風機で乾かす。水，お湯が怖くなる。これは「生きられない世界」の必需品だ。「生きられる世界」にはないものである。だから洗髪の仕方，お風呂の入り方，食器の洗い方，料理などの方法を全て忘れてしまうのだ。はじめはこのやり方がわからないことで混乱するが，しばらくするとやらないことで落ち着くようになる。

「少しは起きたらどう」
　1日中横になっている。ベッドをみると汗でマットレスまでにじんでいる。熱があるのだ。異常な発汗だ。でもそれをなんとも思っていない。むしろ隠そうとする。起きている意義も特にないのだ。

「食器どうしたの。洗剤がついたままじゃないの」
「洗濯，干さないの？　かごにつっこんで」
　行動は最後までいきつかない。行動の始まりと終わりがもともとないからだ。自分の意思ではなく指示されたことをやり始めても，終わりを認知することはできない。洗濯物は散乱して，途中で放棄したようにみえる。放棄したのではない。どこがはじまりで終わりなのかわからないのである。

「抜ける。抜ける。抜ける。抜ける」
「何が抜けるの。もうやめなさい」
　そんな声は届かない。本当に聴力が落ちるのかもしれない。こちらからの声かけ，音は必要がない世界で暮らしている。聞こえないように見える。五感も鈍感になる必要があるのだ。全ての刺激は苦しみである。おうむ返しに言葉を繰り返す。生きられない世界のルールを教え込むのは意味がな

い。必要もない。拒絶にみえるが病者は拒絶しているわけではない。やっとの思いで言葉を反響させるのだ。理解力低下のようにみえるが，それも違う。カタトニアの世界で生きるためには，こちらからの入力を拒否する必要がある。

「まだ乾いてないよ」
　洗濯の乾き具合がわからないのだ。水に濡れている，乾いているという意義がないのだろう。

「読んだ新聞はきちんとかたづけて！」
　自分では力加減がわからないので，新聞を読んだ後は，紙がボロボロになってしまう。四隅を合わせることはできない。

「汚い！　床に落ちたもの食べないで！」
　不潔，清潔の区別は何の意味もなさない。手でテーブルの汚れを拭く。汚れたティッシュで顔の汗を拭いたりする。

　洗濯をすると，靴下の左右がわからない。対にすること，同じ模様の靴下を選び出すことが難しい。

「やめてくれ！　そんな下品なことをするな」
　料理を楽しむことはできない。テレビを見ながら食事をすることができない。食べるという１つの動作しかできない。おかずを残すこともできない。おかずから出た汁，たとえばトマトの汁など，お皿に口をつけてすい取る。動作中は喋ることも，聞きとることもできない。

　もし壮絶な恐怖，不安を感じたら，そこにシェルターがあったら駆け込んで入るだろう。カタトニアは生命維持のためのシェルターだと脳がとりあえず認知しているからだ。

本当にそうなのか。そのように思うこともあるが，そうでもないようにも感じることもある。決して身を隠している感じがしない。むしろ無防備である。隙だらけである。だから戻ってくるのだ。

　はじめは，強いストレス因子によって発症する。しかしその後は自分でストレス因を産生する。その不安の塊であるストレスは，雪だるま式に不安を惹起する。その巨大化した不安に押しつぶされないように，あらゆる方法をとる。それは拒絶である。しかし拒絶にも限界があり，顔がひきつってくる。舌は巻き込んでくる。足は地につかず舞踏病のごとく絶えず動き回る。自動的な動作を繰り返す。最後には手も足も出なくなり，心も体も固まって，動かなくなる。首をうなだれ背中を丸くして，1日中でも座り続ける。

　全く違う世界がかち合う，その苦しみは絶大である。勝者も敗者もいない。互いに受け入れることはできるのだろうか。

　意識下にある本質の現実・世界は極性によって安定している。明暗，強弱，高低，短長など2つの両極を頂点として生命が存在しやすい世界構造ができあがっている。その二極の間を調光照明のように，無限の生命要因が同期して息づいている。非定型精神病やカタトニアの臨床特性として極性をあげることができる。本書で最も主張したいことであるが，この調整機能を失って二極性の間を彷徨していると表現したい。結果として不安—多幸，興奮—抑制，多動—無動という形で現れることになる。

　ここでやっと序章を終えるが，本書は精神医学にとっては初歩的な診断構造序論のようなものである。筆者の狙いは著しく複雑な精神機能と精神障害を既存の手法から切り離して，リアルな症候学を軸にした役に立つ精神医学の構造化と治療学への寄与である。

第 I 章

健康と平和
非定型精神病とカタトニアがその戦場を語る

　悲惨な戦場の一端はすでに序章で述べた。非定型精神病とカタトニアを語るにはどうしても避けられないことがある。それは独立疾患（種）と類型分類の問題である。筆者はここでは「健康とは」という切り口から入っていくことにした。

第1節　健康とは何か

　「健康」とは，と問われてなかなか気の利いた表現が見当たらないが，長く心身医学にもこだわってきたのでその視点で接近したい。ひと（生命）は，心身相関のなかにある。
　現在の情勢がそうであるように，どんなに痛い目にあってもひとは戦いを好むのか，正義と置き換えることで表向きの平和を求めようとする。3500年以上前に書かれた旧約聖書を読むと，ひとが生きること，存在することがいかに戦いの連続であるかということを示している。
　心（こころ）と体の戦いが続いている。この戦いが「心身相関反応」として病気を生み出す。「健康」とは戦わないことである。すなわち「健康」とは「平和に生きること」である。心と身体の健康は武装による仮の平和も，あくまで表面的な恒常性であっていつか破綻をきたす。それでは「真の健康」はあり得るのだろうか。世界情勢と照らし合わせて考えると

面白い。この課題は紙面と時間と能力が許せば「あとがき」に譲るが，ここで筆者の尊敬する永井隆博士の言葉を紹介する。

　「お互いに許し合おう
　　お互いに愛し合おう
　　けんかにせよ，闘争にせよ，戦争にせよ
　　後に残るのは後悔だけだ。」
　　　　　　　　　　　　　　　　　　　　　「平和塔」

第2節　心と身体の戦いがもたらすもの

1．疾病分類と類型分類

　図Ⅰ-1に教科書的な疾病の発症の模式図を示した。心は心理学的ストレス，体は身体的，物理的，環境的ストレスを表している。多少の負荷であればひとに備わっているさまざまな防御システムによって健康を維持する。慢性で過剰な負荷ストレスによって心身症や時に本格的な精神障害を導いてしまう。病因，素因，脆弱性が強いものは特に誘因がなくても発症する。ここで問題なのは真の病因，素質，脆弱性の証明がなされないかぎり心身にわたる病的な症状が発現しても，疾患，疾病として認められない。あくまで便宜上の分類で類型分類となる。しかし臨床現場では病，症，疾患，疾病と呼称上は混乱している。厳密には障害，症候群またはスペクトラムというべきなのだろう。その意味では図Ⅰ-1の急性精神病も器質性精神病にも問題があることになる。急性精神病性障害，器質性精神障害となるわけだ。筆者はこの厳密な表現を推奨しようと考えているわけではない。ただ本書で主張したいことのうち2つと関連があるので原則論のようなことをまず述べることにした。

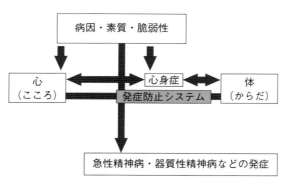

図Ⅰ-1　心と身体の戦いがもたらすもの

まず,図Ⅰ-2を参照してほしい。機能性障害と神経症状の区別である。原則であるが,精神症状は機能性障害(心因性障害と内因性障害),身体症状は神経症状(身体因性,外因性,器質性)と考えるとわかりやすい。そして疾患と類型分類については図Ⅰ-3のように定義される。すなわち疾患とは,身体的な病変が同定されている疾患単位のこと(病気の種)である。また身体的原因の不明なもの(内因性精神病など)は,さまざまな特徴をもつ臨床類型として分類される。そして類型分類されたものは,症,障害,さらには症候群,スペクトラムとも換言される。そうすると臨床類型と疾患は図Ⅰ-3のように機能性障害として臨床類型が,神経症状として疾患(種)が想定されることになる。

2. 本来「種」であるはずのものが,「心」が参戦して「臨床類型」になっているものがある

かつて統合失調症や躁うつ病がそうであるように,臨床現場で,あたかも独立疾患(種)としか思えないものもある[1-1]。それは,特に症候に明確な特徴(身体因を背景にした)を有し,独特の臨床経過(寛解する)を示すものである。身体因と寛解が大きなポイントである。少し抒情詩的であるが,参戦してきた「心」が求めるものは何だろうか。それは「平和」である。「身体」はどうだろうか。それは「調和・恒常性」を求めている

心(精神)は機能性症状(障害)
　心因性疾患
　内因性疾患

身体は神経症状
　身体因性
　外因性
　器質性障害

図Ⅰ-2　機能性障害と神経症状

・疾患とは、身体的な病変が同定されている疾患単位のこと(病気の種)。
・身体的原因の不明なもの(内因性精神病など)は、様々な特徴をもつ臨床類型として分類される。
・類型分類されたものは、症、障害、さらには症候群、スペクトラムとも換言される。

図Ⅰ-3　疾患(種)と類型分類

といえる。これらを規定する可能性のある要素がある。それはひと（生命）が持つ根源的なもの，すなわち sex（性），gender（性別），nature（天性），property（性質），characteristic（特性），custom（風習）などが浮かぶ。これから何かが連想できないだろうか。

「平和」を求める「心」の背景にあるものは，「女性・性」，「調和・恒常性」を求める「身体」の背景には「男性・性」をおくことは容易である。これを思い切って図Ⅰ-2，図Ⅰ-4に重ね合わせると図Ⅰ-5となる。しかしこれは完全なる性差を意味しているわけではない。生命（ひと）は，生物学的性差を超えて，「女性・性」を帯びた心（精神）と「男性・性」を帯びた身体（脳を含む）がある。

心身相関とは機能性症状と神経症状の混在である。この現象を「こころ・女性・性」と「身体・男性・性」の戦いととらえるとまた興味深い。異論もあると思うが，以上をまとめると，心―機能障害―女性・性，身体―神経症状―男性・性となる。これを基盤に本来「種」であったが，「心」が参戦して「臨床類型」になっているもの，すなわち強い「身体因」の関わりと「寛解する」という臨床経過を示す典型例が「非定型精神病」と「カタトニア」である。読み取ってもらいたいのは，<u>カタトニアが男性・性に裏打ちされた身体因性の神経症状を主徴としていること，非定型精神病が女性・性に裏打ちされた根深く身体因も持った機能性障害であること</u>である。また実際臨床的にカタトニアは男性に，非定型精神病は女性に多いという特異性も併せ持っていることなどから，少なくとも元来両方とも

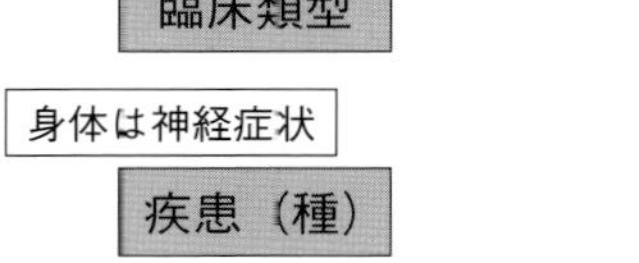

図Ⅰ-4　臨床類型と疾患（種）

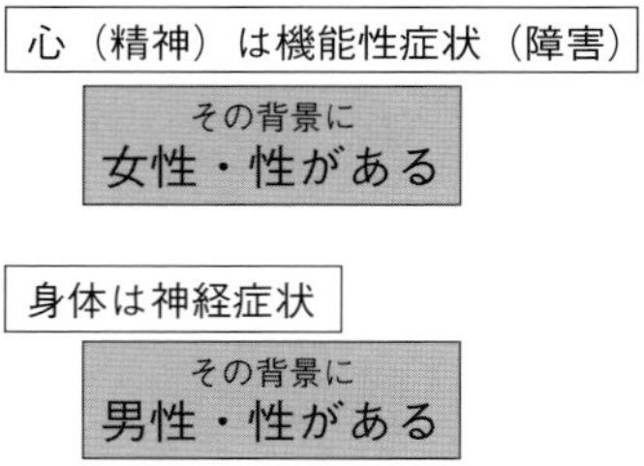

心（精神）は機能性症状（障害）
臨床類型

身体は神経症状
疾患（種）

図Ⅰ-5　機能と神経症状の背景

心（精神）は機能性症状（障害）
その背景に
女性・性がある

身体は神経症状
その背景に
男性・性がある

種を意味する独立した疾患であることを筆者は主張するのである。

3．究極の心身相関反応―自己免疫疾患

　この本書のなかで主張したいことのもう一つは非定型精神病に想定される種の候補である。それは自己免疫疾患である。これについてはあまり異論はないかもしれない。

　ここで自己免疫疾患の概説はしないが，心身の種々の防衛機制，またはその対処行為の破綻として症状が顕在化することを考えると，心と身体がそのために少しずつ本来の形を変えていくことになる。本来自己が所有しているものが変化していくために自己の一部を異物と認識して自己抗体と呼ばれる抗体や免疫細胞を産生して特定の細胞や組織を標的にして攻撃することはあり得ないだろうか。実際非定型精神病者には甲状腺疾患や膠原病，関節リウマチ，シェーグレン症候群などを併せ持つことは偶然ではなかろう。抗NMDA受容体脳炎などは非定型精神病から一抜けした疾患である。カタトニアは明らかに神経症状である。何度も説明しているが必ず身体因があるはずである。いくつかの候補があるが，いずれにしても機能性のカタトニアは存在すると考えるのは自然である。

第3節 「心身の戦い」が長期戦になったとき

　図Ⅰ-6は重要である。心身の戦いが過剰でしかも慢性的に続くストレスとなっているとどんな状態になるだろうか。単なる不安緊張状態ではない。持続的で感情的な緊張状態に陥る。常に自分の体の状態を監視している。知覚も情緒も敏感となる。この緊張感はより環境の変化も受け入れることができない。行動も常同的な段取りにこだわり，強迫的に執着して自閉的な生活となる。執着した対象以外は情報が入力されない。そのため状況を把握する注意力，判断力，応用力が低下していく。結果，中安の言う「状況意味失認」へと接近していく[1-2]。日常生活の質は低下し自力で解決できない事象に囲まれていく。結果として緊張が緊迫に変化し混乱，困惑状態へ陥ってしまう。

　ここから先が問題なのである。十分に説明がないままに早々と結論の一つを紹介することになるが，話の都合上簡単に説明しておく。図Ⅰ-6（中安の症候学の図を参考に作成した）にまず2つに分岐していく。左の方は原発性症状群として自閉・陰性症状を主症状として定型精神病として展開している。右の方は続発症状群として，過覚醒・軽躁状態となり非定型精

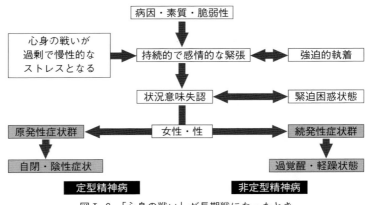

図Ⅰ-6　「心身の戦い」が長期戦になったとき

神病の発症となる。この仕分けとして女性・性が関わっているという筆者の主張である。

　そして第Ⅱ章に突入する前に大きな前提を掲げておくことが必要である。それは元来の非定型精神病では明確にしていなかったが，筆者は図Ⅰ-7のように非定型精神病とカタトニアを別の疾患として考えていることである。本書の題名にもあるようにその境界線に注目している。すでにお気づきであるように非定型精神病は女性，カタトニアは男性中心の疾患であると主張する。本書はこのことを説明することを目標にしているので，ここで同意，理解ができなくても我慢して前に進んでほしい。

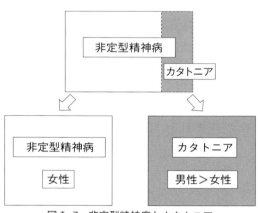

図Ⅰ-7　非定型精神病とカタトニア

第Ⅱ章

非定型精神病の臨床

　やっと非定型精神病にたどり着いた。第Ⅱ章ではあくまで臨床経過を中心にその特徴を概説する。筆者がどうして非定型精神病に魅かれるのか，その理由がわかると思う。

第1節　「いわゆる」ではない世界

　病因を問わない操作的診断が主流になってから，非定型精神病はますます話題になることはなくなった。かといって非定型精神病の病因がわかっているわけではない。しかしあたかも病因がわかっているような気にさせられる従来診断は臨床現場では，まだまだ威力を発揮することが多い。それは何といっても治療に役に立つ（疾病）分類，厳密には類型分類だからである。そのためか，類似した臨床症候を呈している症例については，「いわゆる非定型精神病」などと表現される。もちろん本書では「いわゆる」は必要ない世界である。抵抗があろうと異論があろうと非定型精神病を独立疾患として扱うからである。

　非定型精神病はあくまでその病相期の予後は良い。しかし，長い間に何度か再発する。またそれぞれの病相はライフサイクルの時期や年齢によって症候特徴が異なることがある。そのために病相期ごとに操作的診断を用いると，診断が違ってくる。臨床現場ではこの国際分類に当てはめることが要求されるため，最近では多少なりとも使い慣れてきて，だいたいどの

あたりの診断にあるのか見当がつくようになった。それを列挙すると次のようである。

①急性一過性精神病性障害
②統合失調感情障害
③精神病性症状を伴う双極性障害
④統合失調型障害
⑤統合失調症

しかし筆者が主張する非定型精神病の生物学的特性と臨床特性をもった中核群はこの5つの分類には属さない。非定型精神病を症状スペクトラムとしてとらえると、それに属する症例は臨床現場では少なからず存在する。特に軽症から重症例が存在しているため類似症例を安易に診断することを繰り返していると、最も典型的な中核群が示してくれている。多分それは病因と関連するかもしれない重要な特性を取りこぼしてしまう恐れがある。

それでは筆者の主張する典型的な非定型精神病とはどんなものか。それは元来、類型学的、現象学的さらには病因論的に考えられてきた以下の条件を満たすものである。ここは本書の中核のひとつである。

1. 発症は急激で、多くは挿間性または周期性の経過をとる。
2. 病相は長くても3〜6ヵ月で寛解する。予後は比較的良いが、再発が多い。
3. 病像は意識の変容体験、情動、精神運動性の障害が複雑に絡み合う。また、浮動性の幻覚や妄想が出現する。その中には、器質性精神病を思わせる幻視や妄想（宗教的課題、超越的課題）も多い。その背景には高揚病相、低迷病相がみられる。
4. 症状は人格異質性で解離症状を思わせる。
5. 発症には過剰な心因、身体的負荷を認める。
6. PMS（月経前症候群）、PMDD（月経前不快気分障害）を併存する女性に多く、遺伝負因も強い。

7. 性格傾向として勝気，熱中型，自己完結型生きがいの追及と控えめ，段取り重視の大人しい性格（規範性志向と超越志向性の相克）
8. 生物学的背景として，間脳-下垂体系の脆弱性がある（内分泌疾患の合併）

　臨床特性は，もっと多く症候は存在するが，ここでは思いをこのくらいにとどめておく。少なくとも以上の臨床的特徴をほぼ満足するのは6の基準を別にしても，まず女性例である。筆者は男性例で非定型精神病の中核症例を経験したことはいまだかつてない。本書では筆者が経験した非定型例に共通する臨床的特徴と臨床経過をまとめ，より具体的に，かつできるだけ詳細に紹介する。そのなかで従来から注目され，間脳―下垂体系の脆弱性という言葉に阻まれて，それ以上の研究が進まなかった月経関連症候群についても加えて解説する。それはPMS，ＰＭＤＤの病態生理を通して非定型精神病の予防的治療に結びつく可能性があるからである。

第2節　非定型精神病の臨床経過

　臨床経過は，どんな疾患でも言えることであるが特に非定型精神病では重要である。そのため別章でも症状特性についてさまざまな角度から注目して記述する。非定型精神病は刻々と急性発症に近づく。それをキャッチするのはきわめて難しい。しかしここで紹介する特性を熟知していると，少なくとも再発予防には大きな利点がある。

1．発病準備状態（生活歴・既往歴）

1）慢性のストレスになる身体疾患を先行して罹患，発病していることが多い

　慢性扁桃腺炎，慢性中耳炎，アトピー性皮膚炎，月経困難症，月経前症候群（PMS），月経前不快気分障害（PMDD），多囊胞性卵巣症候群（Polycystic ovary syndrome：PCOS），甲状腺機能低下症，シェーグレン症候群，慢性関節リウマチ，……。

　さまざまな身体疾患があるが，やはり自己免疫疾患を持つ症例が多い。自己免疫疾患が女性に多いことは，周知の事実であるが，単なる偶然とは思えない。

　もうひとつは，非定型精神病とPMSおよびPMDDの問題である。これは伝統的には重要な生物学的特性として注目されてきた。そんななか操作的診断法であるDSMやICDを使用するようになって多くの研究者が病因を問わない稚拙な症状学重視の立場を取るようになり，結果的に重要視されなくなった。同じような例は限りなくある。筆者は季節性感情障害（SAD）でも同様の経験をした。SADは当初冬季に一致してうつ状態となり，夏には軽躁状態となる。そのほか過食（冬季に著しい体重増加）があり，また若い女性に多く，PMSを示す症例が多いと報告された。しかしその後の研究では，季節に一致した気分の変動以外の，病因との関連性

があり，原因解明の糸口になりそうな臨床特性がすべてかき消されたのである。

2）病前性格：<u>几帳面，完全主義，理想が高い</u>

自己完結的な達成感を求め，その結果自生的ストレスを産生する。具体的には能力以上の目標を設定し，それに対して強迫的に努力を続ける。それに費やすエネルギーは時に想像を超える。なかなか達成できないためのストレス下にいつも生活しているが，それに気がつかない。またすでに述べたが，勝気，熱中型，段取り重視の控えめな大人しい性格などが特徴である。病理的に表現すると自我の肥大化であり，それは馬鹿げた努力と言わざるを得ないほど強迫性を帯びている。これは結局破綻をきたすわけであるが，その結果言わば形而上の世界へ突入せざるを得ないことになる。それが<u>超越した相克として万能の世界で安定しようとする試みとして外在化する</u>。

3）発症に関わる直接の心身両面にわたる過剰なストレス

a）身体面

ここでは症例の再発予防やリエゾン領域でも役に立つように具体的な例を挙げてみる。

①整形外科的な物理的制限

骨折，椎間板ヘルニアなどによる頑固な腰痛，ギブスやベッド上の強制的な安静など。

②外科手術による物理的制限

術後の尿閉，バルーン留置，強制的安静。

これらの現象は拘禁反応，高齢者によく見られる術後せん妄，廃用性症候群で虚弱なベッド上の生活などでも共通して認められる。

これらの具体例を挙げるといかにも元来脆弱性があって，ストレス忍容

性が弱いように思われるだろう。それは実は違っていて実に「我慢強い」性格なのである。我慢強いため弱音を吐かないことが破綻をきたすまで耐え続ける。破綻してはじめて限界であったことを知るのである。ゆえに心身のストレスに弱いので注意が必要なのではなく，我慢の程度を指導することが再発要件のポイントである。

b）心理面

　心理的ストレスは広範囲で症例によってさまざまである。共通点としてはストレス度の評価からするとたいして強くないことでも，その人がこだわっている些細な日常的習慣が乱れたり，壊れたりすることが誘因になることが多い。またストレス度から考えると最も大きいのは対人関係に関連したことである。非定型例は疎通性や社会適応性が良好といわれているが，実際には対人関係において，健全な関係づくりは不器用で苦手である。強迫的にまた自己愛的に自分の生き方に強いこだわりがある。それを守るために対人関係が些細なことで破綻をきたしやすいのである。これは病前性格のなかに発達障害的傾向がみられることに結びつく。

　筆者はこのことから非定型精神病には2つの混在があることに気が付いた。それは本書で主張している女性で段取り重視の強迫的な努力家であるタイプと，もうひとつはあくまで社会適応の良く，循環気質に近い仕切り屋のような人が一夜にして急性発症して救急医療に搬入されるというタイプである。後者は身体疾患の合併や次項で述べるような前駆症状などはあまり認められない。

　もうひとつ重要なことを記載しておく。それは本書の主題であるカタトニアとの比較において重要なポイントである。心身両面にわたる過剰な，もしくは当事者にとって特異的なストレスは非定型精神病では急性発症の大きなファクターである。しかし，カタトニアにおいてはこのような形の急性発症にはなりにくい。むしろより定型の精神疾患に接近し自閉・陰性症状の発現に向かっていく。これが急性精神病として精神科救急で搬入さ

れる例が明らかに女性に多いことに結びつく。先走るとカタトニアが男性型で，非定型精神病が女性型精神疾患と考えるからである。

2．前駆期

本疾患に限らず，精神疾患では前駆症状として感冒様症状（微熱，鼻汁）など身体症状がみられることはまれではない。うつ病においては発病直前に免疫機能の低下があるという報告もある。非定型精神病では病相期に一致して微熱傾向があることが認められている。

また元来合併している慢性の身体疾患の悪化もみられる。しかし興味深いのは EBM はなく，筆者の経験的事実であるが，慢性疾患である内分泌疾患，たとえば甲状腺機能低下症やリウマチなどの血液所見が正常化することがある。てんかん性精神病に認められる脳波の強制正常化のような現象である。いずれにしろ発症準備状態において身体機能が先行して何らかの反応を示している可能性がある。筆者は急性発症防止システムとして作動していると考えている。図Ⅱ-1 にそのあらましを記した。自律神経機能，神経内分泌機能，免疫機能，また月経周期の機能はいかにも失調している

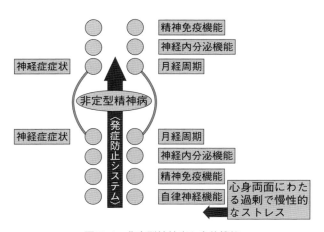

図Ⅱ-1　非定型精神病と身体機能

ことが問題のようにみえる。実はこれは脳内で起こりかかった恒常性の不均衡を何とか踏みとどまろうとして踏ん張っている結果なのである。結局この踏ん張りが効かなくなると急性発症となる。それらの機能が完全にマヒしていかにも正常化しているように見えるのである。

3．前兆

前駆期を経て，発症直前の時期にみられる症候が前兆である。てんかんで言えば発作が起きそうな感じを体験することがあるがその時期である。ここは再発を予感させるのでとても大事な症候である。

特異性に乏しいと思われるだろうが，頑固な異質な不眠がある。急性発症，または再発の最も重要な兆候である。同じ不眠でも自覚レベルで異なるようである。初発例では不眠としての自覚は薄い。ベンゾジアゼピン系睡眠薬などでは改善しない。独特の過覚醒状態を意味している。細かく観察すると日常の行動量が多くなっており，一見軽躁状態のように思えることもある。気分は変動しやすく軽度うつ状態におきかわることもある。

通常より正義感が強くなって自己主張する。いつもの従順で控えめな態度が影を潜め，理屈にこだわりやや自己中心的な言行動に偏りはじめる。この時期に抗精神病薬や気分調整薬などによって鎮静されないと一気に発症してしまう。再発例では不眠に対する自覚はあるためこの前兆はキャッチすることができ，早期治療に重要である。

4．発病初期

睡眠薬の無効で異質な不眠と過覚醒状態が継続すると，実はすでにはじまっている病的体験（予知能力，万能感，恍惚感など）を当事者は巧妙に合理化する。また隠避するため，同居する家族も発症していることを気がつかないことが多い。自我の拡大として万能感があるため，いつもより

堂々として自信があるのである。この時期になると不眠症状は改善していないが，困らなくなる。前兆の時期では不眠の自覚もあり病的体験の構築も未熟であるが，この時期はすでに病相期中核の一端を担っている。

5．急性精神病期

多くの症例がこの時期まですでに発病していることを見逃してしまう。そのため急性一過性精神病性障害として精神科救急を介して入院となることが多い。いわゆる急性錯乱状態，夢幻様状態など意識障害を背景にした症状が特徴である。第1節で定義したものとは別に，万華鏡のように変動する特徴的な症候を具体的に以下に列挙する。

1. 観念奔逸（次々と自生的観念が沸いてくる。滅裂思考に近い）
2. 妄想着想（頭に浮かんだ観念に意味づけをする）
3. 恍惚感を伴う高揚病相（躁的高揚感，抑制欠如），その一方で低迷病相（罪業，被害，誇大妄想の入り組んだ躁うつ混合状態，例えば激しく泣きだし厭世的な状態）を示す。
4. 万能感，霊的能力の体得（例えば，ルールを知らないはずの囲碁や将棋が理解でき，その勝敗を予知できる）
5. 宇宙，無限，超能力などの超越的課題に取り込まれる。それに関連する幻視，空想的な視覚表象を体験する（神様の姿など）。形而上の世界へ突入したような体験をする。
6. 通常にはみられない人格変換（人格異質性：女性が男言葉を使う，犬の遠吠えのような声をあげる，神の預言者のようなふるまいなど……）

以上のように症状は万華鏡のように多形性で浮動性，非系統的である。これらの症状が急性症状として出現しているとき，抗精神病薬による治療

を行うと，なかには反応する症例もあるが，その多くは易刺激性や夢幻様体験が増強し，悪化する。意識混濁と意識の変容は夜間にせん妄状態として発現することもある。入院治療が必要である。一般病棟での共同生活は不可能である。個室にて行動抑制（隔離，拘束）をする必要がある。その結果拘禁反応を起こし，逆に精神運動興奮を惹起させ，悪性の錯乱状態となる。非定型精神病では昏迷状態になることはまずない。治療は難航する。悪化させることがわかっていても抗精神病薬の使用が避けられなくなる。やむを得ず抗精神病薬を使用しても鎮静効果は不完全である。身体的，行動的には抑制されるが，内的興奮には無効なのだ。できるだけ拘束せず安全な範囲で自由度を担保することである。水分補給と栄養補給も治療の要である。しかし大量の抗精神病薬を経口摂取が不可能なため，筋注や点滴で投与されることが多い。その結果錐体外路症状，自律神経症状が出現し，生命的にも非常に危険な時期である（悪性症候群，麻痺性イレウス，誤飲性肺炎，転倒による外傷など）。特に中年の女性で栄養状態が悪いと，悪性症候群のハイリスクである。なかには入院時にすでに横紋筋融解症を伴っていたり，悪性症候群を発症している場合も少なからず経験する。治療は，<u>多くの症例が自然治癒によって回復する。待ちの医療である。</u>

6．鎮静期

　改善したと思われてもいまだ軽躁状態であることもあり，寛解期の判断は慎重を期す必要がある。焦って退院，社会復帰を早期に目指しすぎないようにすべきである。<u>自然治癒に導くには十分な時間の休養が必要である。</u>
　なかには薬物治療によって短期に鎮静することがある。この場合にこそ十分な治療，休息期間をおく必要がある。初発の場合は本人のみならず，家族もはやく復帰させたい，病相期の錯乱状態を呈したことをなかったことのように思いたいという心理が働く。それは統合失調症と違って嵐のように襲ってきた精神症状が，嵐が去るように消失し，残遺症状を残さない

ためである。もともと自己完結的な目標のもとに物事にのめりこみやすい性格である。病的体験により失った，または失いそうな自己を努力して早く取り戻そうとする。治療者はスタートを焦ってはいけないこと，十分な休養が必要であることを本人と家族に伝える。激しい精神症状回復後に次項の精神病後抑うつの時期がある可能性を説明する。

非定型精神病は臨床経過に特徴があり，そのことを知ることで再発予防につながる可能性がある。治療者は疾病教育の重要性を認識する必要がある。

7．精神病後抑うつ

統合失調症の病相期の後に，心身の疲弊状態として「精神病後抑うつ」に陥ることがある。高力価の抗精神病薬による医原性の可能性もあるが自然な臨床経過としてもとらえることができる。鑑別が困難な場合もあるが，統合失調症の本態である自閉，陰性症状とは違うものである。非定型精神病でも激しい病相の後に，抑うつ状態がみられる。この時期があることからも鎮静期と思われる時期に早期の見立て（退院や社会復帰）は非常に危険である。病相期の主症状のなかに，不安と抑うつ状態を示すことがあるが，それとは異なるもので，この時期の抑うつは身体的行動抑制，厭世感（生きることが難しい）などと表現される。これも自然に回復していく。

8．寛解期（回復期）

非定型精神病の特徴である，完全寛解状態，厳密には回復期にあたる。多くの症例は病相期に体験した症状がなかったことのように振る舞い始める。再び図Ⅰ-6をみていただきたい。逆方向に動こうとしている。すなわち中安が述べている状況意味失認である[Ⅱ-1]。これが病識の欠如のようにみさせる。しかし病識がないわけではい。非定型精神病の病相は，十分

自我違和感があり病的体験として認識している。そのためか再び満たされない自己を満足させるための強迫的に何かに没頭しようとする。このことは再発の誘因にもなる。非定型精神病が短期に挿間性，もしくは周期的に病相が繰り返すのはこのためである。しかしなかには10年の歳月を経て再発するものもある。

　この時期は再発防止にとってとても重要である。有効と思われた薬物の少量投与と気分調整薬などを用いることが多い。また，本人の価値観にもとづく執着的な生活様式の修正など，疾病教育と家族教育が必要である。

第3節　再発と患者・家族の感情表出

　非定型精神病の再発予防は最大の治療である。なぜなら1度発症してしまうと，積極的かつ特異的な治療法は確立しておらず，自然寛解を待たねばならないことが多いためである。

　そのなかで筆者は，序章の第1節で述べたように，イギリスに出向き，家族研究を学んできた。それは家族の感情表出であった。これを評価するにはその認定試験に合格しなければならない。この資格を日本人でしかもイギリスで取得したのは筆者が2番目であった。ここではまず家族の感情表出を説明し，非定型精神病の家族の感情表出に関する評価を紹介する。

1. 家族の示す感情表出（Expressed Emotion：EE）

　1950年代，英国の脱施設化政策によっておきた精神障害者の地域社会・適応の追跡調査結果は世界を驚かせた[II-2]。それは「家族のもとに帰った患者は再発率が高い」というものであった。引き続いて家庭環境によって再発率が異なる。特に家族と患者の情緒的関係に注目してEE尺度（CFI：Camberwell Family Interview）が開発された[II-3]。CFI短縮版は，1）批判的コメント，2）敵意，3）情緒的巻き込まれ過ぎ，4）暖かみ，5）肯定的言辞を抽出した。接触時間（35時間），声の調子も加味し，高EEと精神障害の再発率の相関を確認した[II-4]。CFIによるEEの評価を表II-1に示した。

2. 非定型精神病の患者・家族の感情表出

　非定型精神病の臨床特徴から家族だけでなく患者自身の感情表出も高くなる。そのメカニズムを紹介する。

表Ⅱ-1　CFI による EE の評価

Expressed Emotion (EE) Scales:
1. 批判的コメント：　　critical comments (CC)
2. 敵意：　　　　　　　　　hostility (H)
3. 情緒的巻き込まれ過ぎ：
　　　　　　　　emotional overinvolvement (EOI)
4. 暖かさ：　　　　　　　　warmth (W)
5. 肯定的言辞：　　positive comments (PR)

判定：CC＞6 or H＞1 or EOI＞3 を High EE とする。

1) 非定型精神病者を抱えた家族は，急激に発症しその病像の悲惨さに大きな衝撃を受ける。治療薬物抵抗性を示すにもかかわらず，鎮静のため過剰な抗精神病薬が投与される。そのためその副作用とも戦わなければならない。また漫然とした薬物使用は非可逆的な副作用の危険もある。その結果元来治療の対象となっていた症状がさらに複雑化していく。

　しかし多くの場合3～6ヵ月で自然寛解と思われる経過をとって，「あの病相期の状態は何だったのだろう」と思うほど完全に正常に戻る。

2) 非定型精神病の初発年齢は若く，女性に多い。生来の知的能力にかかわらず，比較的教育レベルが高いことが多い。一見，発病前の社会適応が良好にみえる。家族，特に母親は将来に対する高い期待を抱いている。特に初発時では家族は「あの悲惨な病相期をなかったこと」と思いたがり，病気の存在を認めることができない。帳消しにしようと躍起になる。

　そのために「将来に対する高い期待を持ち，高い目標設定」をする。その目標は不相応に壮大である。常に「生きがい」を求める生活とな

る。完全寛解することが能力以上の高い目標を設定させてしまうのだ。それに対して半端でない努力をする。家族も大いに同調し，献身的に協力する。その期待に応えようとますます執着的な努力をする。結果として自生的ストレスが蓄積され，再発を誘発することになる。患者自身も高 EE となっていることがわかる。

　すでに述べた病前性格がそのお膳立てをする。「取り返しがつく」という執着（反芻思考），「無理をしてでも過去を取り戻そうとする」，「自己が一旦執着したものは貫徹する」，「強迫的防衛，妄想的防衛」による「勝利感」に浸ろうとするのだ。これには情緒的ふれあいを求める循環気質の柔らかさがない。むしろ強迫的で偏執的である。躁的防衛と絡みながら強迫的防衛ともいえる。実はエネルギー水準の低いひとが適応するための性格防衛といわれる。結果強い感情的な緊張が持続することになり，再発のハイリスクとなる。このことが本疾患の特徴である挿間的，周期的発症のメカニズムと直結するのである。

　もちろん家族はこの時点でも当事者の言行動に過敏になり，過干渉で過剰な情緒的巻き込まれ状態となり，悪性の高 EE を形成する。

3）「生きがいを求める」生活に対して粘り強く，半端でない努力をする。その一方で，残念ながら再発することが多い。何度かの再発を経験すると，将来に対する高い期待を持つことはできないとあきらめる。就職や結婚，自然な社会生活から身を遠ざけるようになることがある。そのことは孤立化を招く。再発に対する不安が QOL を低下させることになる。このこと自体でも再発のリスクという悪循環を形成する。将来に対する期待が低下した結果，今度は当事者に対して過剰に保護的，時には患者の一挙・一動を観察するような侵入的な行動も見られるようになる。また献身的，自己犠牲的になり，患者と同一化がより一層増強される。また本人もある程度状況を理解し，自立することに臆病になり，依存的になる。また寛解期の予防的な抗精神病薬の投与

は人格を遅鈍化させるという悲劇が加わる。

4）統合失調症の場合，完全寛解に至るよりも，長い間には陰性症状など残遺症状が残る。そのため時間はかかっても精神病であることを多くの家族は少しずつ認めていける。しかし非定型精神病では再発を繰り返しても，完全寛解するため，多くの家族は病気として認めることが困難である。ましてや現在の精神医学で明確な疾患として捉えられていないことや，治療困難なことなどの理由からさらにその思いを強化する結果となっている。

5）すなわち，典型的な非定型精神病者を抱える家族は「批判的コメントは比較的少なく，敵意もない。その一方で情緒的巻き込まれ過ぎのポイントが高い，また暖かみや肯定的言辞も多い」タイプの高EEである。以上のことから，高EEは再発をさらに誘発する要因になっていると思われる。すなわち本疾患の家族に対する心理教育（psycho-education）が重要な課題なのである。

3. 心理教育と継時的EEの変動

　高EEの典型的なパターンを表II-2に示した。5つのパターンがある。それに対する心理教育と継時的変化を図II-2に示した。

　情緒的巻き込まれ（EOI）は難物で心理教育でも変化させるのは難しい。たとえ低下しても批判的言辞（CC）か敵意（H）に転化して高EEの改善には結びつかない。

　非定型精神病は臨床経過にともなって，EEの形成に変化がみられる。
1）初期（初発，急性期，再発期）：EOI, PR, Wが高い
2）中期（再発期）：初期に加えて徐々にCCが増加
3）寛解期：この時期にはCC, Hも低下，いわゆるダークサイドに陥っ

表Ⅱ-2 High EE の典型的パターン

Ⅰ：CC↑↑, H↓, EOI↓, PR↓, W↓

Ⅱ：CC↑↑, H↑, EOI↓, PR↓, W↓

Ⅲ：CC↓, H↓, EOI↑↑, PR↑, W↑↑

Ⅳ：CC↑↑, H↓, EOI↑↑, PR↓, W↑

Ⅴ：CC↑↑, H↑↑, EOI↑↑, PR↓, W↓

ている時期で家族は油断している。本人は元来の執着性に磨きをかけている。徹底的に対象に没入，融通が利かない，情緒的なふれあいを拒否する。

4）後期（安定期）：再燃しても急性精神病の様相をもたなくなる。磨きをかけた強迫的防衛は，共同作業をしていたつもりの家族を拒絶する。CC の再増加，H が出現してくる。悪性高 EE の形成もある。それは，DV にも至る危険性がある。

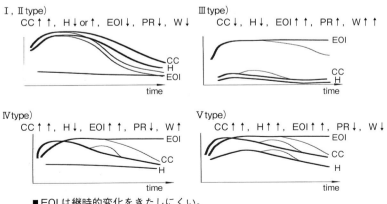

■ EOI は継時的変化をきたしにくい。
■ 心理教育によって EOI が低下すると，CC または H に転化する。

図Ⅱ-2　High EE のパターン別の継時的変化と心理教育による効果

このような状態になる前に心理教育は終了していなければならない。ここまでくると心理教育は非常に困難である。家族を逆に追い込んでしまう可能性もある。

　高EEの観点だけでなく，非定型精神病の発症，再発には家族力動の問題が大きい。遺伝的素因も絡んでいるかもしれない。特に類似した性格を家族が有しているときは危険である。家族中で馬鹿げた強迫的な努力をしてお互いを認め合うことができない。柔軟に状況の意味を理解できないためだ。家族のうち別の誰かが発病してしまうかもしれない。

第4節　非定型精神病と月経関連症候群

　筆者は非定型精神病と月経関連症候群との関係について最もこだわり，長く研究というのもおこがましいが，関わってきた。それは「月経周期の神秘性」に虜となったからである。初経から閉経の長きにわたりほぼ4週間の周期で繰り返される月経がとても不思議に思われたのだ。

　そんななか運命的な症例の出会いがあった。前思春期周期性精神病であった。この症例が筆者にとって生涯のテーマとなった，「非定型精神病への扉」を開けてくれたのである。筆者が本書後半で好んで使用する「けいれんする生命」，「振動する生命」の起源となっている基礎体温について述べる。

1.　二相性の神秘－基礎体温

　あらためてここで言うのも変であるが，やはり医学は女性・性を排除した形で進歩を遂げてきたと言わざるを得ない。しかし精神科外来の待合室では，女性が目立つ。総合病院の精神科病棟でも入院患者は女性優位である。ちなみに当大学，精神科病棟46床中，だいたい40床弱が女性で占めている。大学という特殊性と筆者の専門という関連もあるが3つの保護室もほとんど女性が使用し，特に長期使用者は明らかに多い。一般精神科専門病院ではどうだろう。全体人数の割合はそれほどの差はないが，女性の病棟のほうが落ち着かない患者が多いように思う。総人数ではそれほどの差がないのに，精神科治療現場でなぜ女性が目立つのか。

　その理由はいろいろ推測される。女性に多い精神疾患といえば，摂食障害や一部のパーソナリティ障害，解離性障害および統合失調感情障害である。男性では，若い発症の統合失調症のほか，発達障害，器質性精神障害などがある。

男性は器質性に弱く，女性は強い印象がある。しかしそのなかで筆者は以前より，女性の精神障害にある特徴を指摘してきた。それは一言で表現すれば精神病像の非定型化である。この非定型という表現に抵抗感を持つ方もいると思われるが，ここではその論議はしないことにする。その究極的な病態が非定型精神病である。いわゆる非定型精神病と表現されることも多い。

本書では「いわゆる」はつけない。女性の精神医学を語るとき現在症例は多いわけではないが，非定型精神病は主軸のひとつと認識している。それ以外の精神疾患でも女性の場合，臨床症状が非定型化しやすい。女性・性が症状を非定型化させるのではないか。それが治療抵抗性，遷延化させ，精神科臨床で女性が目立つ一因になっていると考える。筆者は非定型精神病の症例に出会うたびにその共通した心身相関の病理があることに気がついたのである。

筆者は運命的に思える前思春期の症例の出会いがあった。それから以後，はっきり女性心身医学，女性精神医学に興味を持つようになったのである。その症例を提示しその治療経過から見出した基礎体温の神秘的にも思える二相性の体温リズムのメカニズムと，それに伴う女性特有の心身相関について述べることにする。

1. 症例提示：前思春期周期性精神病

まず，この驚異的な基礎体温表，BBT から紹介する（図Ⅱ-3a/b）。一見正常な二相性の BBT である。この BBT には驚異的な事実，秘密が隠

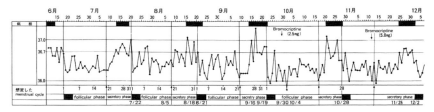

図Ⅱ-3a　症例1：基礎体温と病相期の発現時期（初経を迎えていない14歳のBBT）

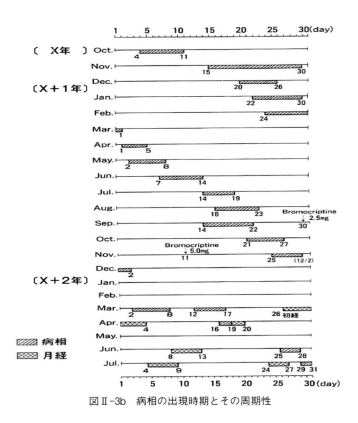

図Ⅱ-3b　病相の出現時期とその周期性

されていた。実はこのBBTは初経を迎えていない14歳の少女のものであった。

　この症例1を紹介する[Ⅱ-5]。

　現在中学3年で受験をひかえている。成績は中の下。性格は勝気,執着的,二次性徴は発現しているが,初経の発来に至っていない。身長156cm,体重52kgとやや小太りである。

　X年10月,特に誘因なく急激の腹痛,下痢などの消化器症状が出現し,さらに「ここは私の家?」,「この人は兄さん?」,「(時計を見て)今何時?」,「夢の中にいるようだ」などと言い出す。不眠,無気力,抑うつ状態も出現したが,1週間程度で速やかに寛解した。その後約30日周期で,

ほぼ規則的に 7 〜 10 日程度の病相期が出現した。症候学的には一過性の意識消失，緘黙，拒食を示し，友人が怖い，勉強が頭に入らない，身体が自由に動かない，など亜昏迷状態にまで陥ることもあった。

X+1 年 4 月，同様の病相に加え，ガス栓を開いたり，ハサミを持ち出したりして自殺企図がみられたため精神科受診となった。

後で聞き取ったことではあるが，学校で試験とクラブ活動のことで悩みを抱えていたようである。また親にベッタリくっついて離れず，幼児のような態度を示した。後で聞くとこのとき身体のほてり感があったという。これらの症候は不完全であるが，カタトニアである。

筆者は当初より病相発現の周期が約 30 日であることから「性周期に伴う周期性精神病」を疑っていた。そのため初診時より基礎体温の測定を指示していた。それが図Ⅱ-3b である。驚いたことに本症例は「初経の初来」はまだであった。それなのにあたかも排卵性のある規則的な BBT を示していたのである。このことから次のことが推測された。

1. 本症例ではすでに身体的には初経の初来の準備は整っていたが，何らかの要因で排卵を抑制されている。
   （初経の初来の身体的成熟として視床下部では LH-RH 細胞の成熟，LH-RH 分泌の準備，それに伴う下垂体前葉ホルモンである FSH，LH が成熟し，卵巣では卵胞が成熟して，エストロゲンの分泌が可能になることが必要である）
2. 2 相性の BBT，特に高温相の形成には女性ホルモンの分泌以外に，上位中枢からの周期的な律動メカニズムが存在している可能性がある。
3. カタトニア症状や，非定型性精神病様症状を特徴とする病相期に一致して 37.5℃ 前後の微熱を呈していた。
4. 初経前ではあるが，病相期の出現と性周期の律動性との間に何らかの相関がある。

以上の推測から性腺関連ホルモンの測定を実施した。その結果高温相時のプロゲステロンは低値で，LH, FSH の変動も不規則で排卵はしていないことがわかった。また軽度プロラクチンの上昇が見出された。プロラクチンは排卵を抑制する。そのためブロモクリプチン（BC）を投与した。結果的に BC 投与によって初経の発来があった。プロラクチンはドパミン作動性の PIF によって制御されている。このことから病相期ではドパミン機能の低下と同時にセロトニン機能低下があったことが予想される。また病相期と高温相形成から，ドパミン機能低下による体温上昇，従来のドパミンとセロトニン機能の拮抗関係の不均衡による精神症状の発現が考えられた。

　BC の継続投与で病相の出現も消失した。ここで診断は「前思春期周期性精神病」と確定した。しかし興味深いのは BBT は低温の一相性になってしまった。この時点では排卵は証明できなかった。このことより高温相形成には排卵による十分な黄体ホルモンの分泌と律動的な性周期中枢が存在していることが推測される。

2. 基礎体温のメカニズムと体温日内変動

1）基礎体温（BBT）における二相性リズムのメカニズム

　筆者は BBT の発現メカニズムを図Ⅱ-4 のように試案した[Ⅱ-6]。体温中枢には温中枢と冷中枢がある。そこに性周期に伴うエストロゲン，プロゲステロンの周期的な分泌がある。一般にプロゲステロンがノルアドレナリンを介して高温相が形成されたと考えられている，しかし黄体期においてプロゲステロンが低下しても高温相は終了しないことから，それ以外のメカニズムも想定される。まずドパミンが体温下降にセロトニンが上昇機構にかかわっていることがわかっている。またドパミンはセロトニンと拮抗関係にあるため，そのバランスとさらにはドパミンの biphasic な作用も加わり，37℃台の微妙な高温相の形成が発現する。それを図にすると複雑にモノアミンが関与していることがわかる。その観点からの心身医学的ア

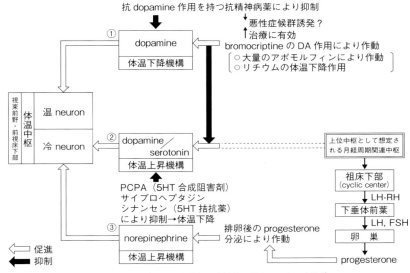

図Ⅱ-4　体温中枢と基礎体温機構の神経モデル案[Ⅱ-7]

プローチは，PMSやPMDDにみられる身体症状や精神症状発現の病態生理解明に接近できる可能性がある。

　もともと女性はエストロゲンの抗ドパミン作用による中枢防御保護作用があると言われている。またプロゲステロンによる抗セロトニン作用も加わり，統合失調症が発現しにくい環境にある。そのなかで先ほど述べたように，BBTはノルアドレナリンによる高温相形成のほか，ドパミンとセロトニンの両者が関与し，ややドパミン優位でバランスをとっていることが考えられている。PMSやPMDDでは，このドパミン優位のセロトニン機能が同時に低下しており，そのためSSRI（選択的セロトニン再取り込み阻害薬）が有用であると考えられる。

2）月経周期と体温日内変動の関係

　黄体期で体温が上昇するメカニズムは了解できたが，実際のBBTは早朝起床時の体温の継続的にプロットで，その高温相形成はどのようになっ

ているのだろうか。

　それを知るには体温の日内変動を知る必要がある。BBTでは黄体の高温相と卵胞期の低温相が基本的な変動である。一方体温の日内変動は早朝，4時から6時ごろの覚醒前に最低体温を示し，午後4時ごろから8時ごろに最高体温を呈するコサインカーブの日内変動を示すことがわかっている。

　黄体期の高温相形成には次の4つしかあり得ない。

①平均体温が満遍なく，上昇している。

②平均体温の上昇とともに日内変動も不規則になっている。

③体温リズムが後退している。

④体温リズムが大きく前進している。

　それを証明するために実際に連続体温を測定して，その謎に迫った[II-8]。その結果を図II-5に示した。卵胞期と黄体期を前後2つに分け，4ポイントで日内変動を測定した。卵胞期に比して，黄体期が振幅が浅くなり，全体的に上にあがっていることがわかる。

　黄体期と卵胞期の変動をより明確にわかるように実際の最低体温の時間（位相の相違がわかる）と最高体温（振幅がわかる）の実測値を図II-6に示した。その要点をまとめると以下のようである。

①黄体期では平均体温が上昇している。

②日内変動の振幅が卵胞期に比べて少なくなっている。

③体温リズム（位相）が卵胞期に比して，2時間程度後退している。

3）月経関連症候群の提案

　以上よりBBTは女性ホルモンの存在，変動により変化する。それは女性ホルモンの変動は指標になる疾患，関連精神疾患の病態生理，病因，治療法の開発につながると考えた。

　女性ホルモンの変動と関連する精神疾患は表II-3にたくさんある。それらをまとめて月経関連症候群と名づけ提案した[II-10]。

　ここで紹介した症例1は前思春期周期性精神病と呼ばれているものであ

第Ⅱ章 非定型精神病の臨床　49

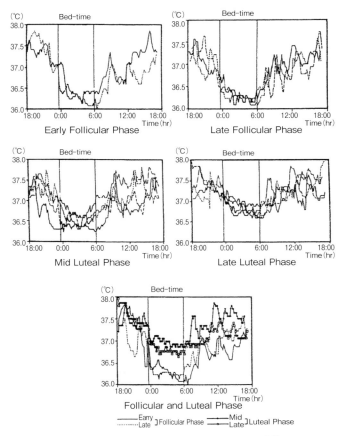

図Ⅱ-5　月経各時期における体温日内変動[Ⅱ-8]

る。

3. 光（高照度光照射）と必須アミノ酸（トリプトファン）の神秘

1）季節性感情障害と高照度光療法

筆者の表Ⅱ-3の私案のなかに季節性感情障害がある。これは月経前症候群をもつ若い女性に多く，冬季に一致して抑制の強いうつ状態を示すことで注目された感情障害の一つである。その典型的な症例を提示する[Ⅱ-11]。

	Menstrual cycle phase	Mean body temperature (℃)	Phase		Amplitude(℃)
			Noctural(℃) Minimum(time)	Daytime(℃) Maximum(time)	
Cortrol olunteers	Menses and follicular phase	36.5±0.12	35.8±0.3 2.3±0.9	37.2±0.2 14.5±0.8	0.64±0.17
	Luteal phase	36.8±0.10	36.5±0.1 5.1±0.5	37.1±0.1 16.7±0.6	0.37±0.1

*P<0.01. **P<0.05

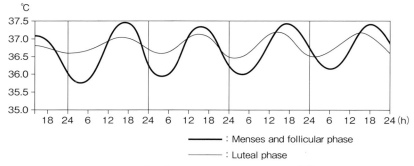

――― : Menses and follicular phase
――― : Luteal phase

図Ⅱ-6 卵胞期と黄体期の日内体温リズム[Ⅱ-9]

　症例2は14, 5歳ごろより，夏は活動的，秋から冬にかけて非活動になる傾向があった。18歳就職後，特にその傾向が強くなった。冬季は抑制症状（無気力，眠気，集中力の低下）が強く，抑うつ感は軽度であった。

表Ⅱ-3 月経関連症候群（Menstruation related syndrome : MRS）[Ⅱ-10]

1) 初経周辺症候群
2) （前）思春期周期性精神病
3) 月経前症候群
   （Premenstrual tension syndrome : PMS）
   月経前不快気分障害
   （Premenstrual dysphoric disorder : PMDD）
4) 周期性精神病（月経周期に一致して）
5) 産褥期精神障害
6) 更年期障害
7) 両側卵巣摘出後、自然閉経後に伴う精神症状

また過食（炭水化物渇望）のため，体重が10kg以上増加する。4月ごろから活動的になり，体重も減少する。また初経以後，月経前症候群（黄体期に乳房腫脹，イライラ感，抑うつ，過食）を示していた。

症例のBBTと卵胞期と黄体期の体温の日内変動であるが，不十分だが，黄体期の高温相はかろうじて確認できた。それに対して黄体期の日内変動が平均体温の上昇はあるが短く乱れている。卵胞期もやや不規則であった。

季節性感情障害の治療は早朝に3,000ルクスの光を照射することである。図Ⅱ-7の上部はすでに紹介した健康者または寛解期の体温日内変動である。真ん中は病相期で卵胞期はかろうじてメリハリのあるコサインカーブを示しているが，黄体期はそのリズム性を失い乱れていた。下部は光照射したときの日内変動である。明らかにリズム性を取り戻しているが，黄体期と卵胞期の差異がなくなっている。BBTでみると低温相だけになっていた。

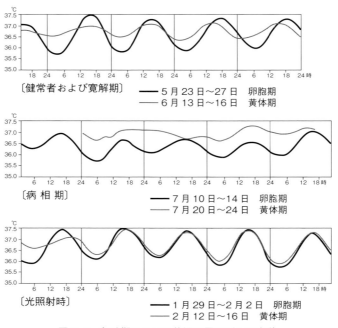

図Ⅱ-7　各時期における体温日周リズムの変動

特に卵胞期に光照射を開始したときに明確であった。このことは光照射によって排卵が抑制的に作用していることを示唆するものであった。このことから光照射は黄体期から開始することが望ましいといえる。また女性アスリートの無月経の原因となっている可能性もあり興味深い。当然ピルの代わりにPMSの治療法としての可能性もある。

2) セロトニン前駆物質のトリプトファンの変動

この症例を通じて，もう一つ注目すべき結果があった。図Ⅱ-8は病相期と光照射によって改善した寛解期における総および遊離トリプトファンの日内分泌変動である。これによると総トリプトファンには差異がない。しかし遊離トリプトファンは病相期に低下していた。これが光照射によって総トリプトファンには変化はないが，低値だった遊離型トリプトファンが上昇し，さらに夜間に高値の日内変動が著明になった（セロトニンは夜間に分泌が盛んになる睡眠依存性の神経伝達物質である）。このようにセロトニン前駆物質で，しかも脳関門を通過することができる遊離トリプト

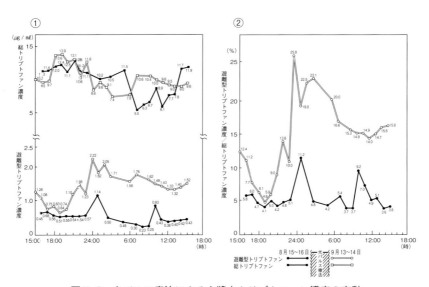

図Ⅱ-8 光パルス療法による血漿中トリプトファン濃度の変動

ファン濃度の上昇により，脳内セロトニン濃度が上昇し，その機能の回復が見込まれる。そのことによって光照射による抗うつ作用のメカニズムをある程度説明ができると考えた。

4. 非定型精神病へ魅せられる理由

これほどまでに BBT にこだわり，月経関連症候群に魅せられたもうひとつの理由は，私が提案する月経関連症候群に含めた非定型精神病との出会いである[序-1, Ⅱ-12]。

1）非定型精神病とは

①病像の特徴

急性精神病で発症し，情動，精神運動興奮，意識の変容があり，不安・恍惚，興奮・昏迷など反転を示す傾向がある。

②病態生理

視床下部—下垂体系の脆弱性が推定されている。

③発病時期

女性例では黄体期，また産褥期に多い。

④誘因

PMS，PMDD を基盤にし，心因性，身体因性ストレスおよび性格因が誘因となる。

⑤思春期および月経に一致した周期性精神病，産褥期精神病の病像と類似し，これらの疾患の発症後に非定型精神病に移行することが多い。

⑥定型抗精神病薬は，無効で間歇期の精神状態を遅鈍化させ，人格水準を低下させる。

以上の特徴からこの時点での非定型精神病の発症メカニズムを考えてみる。生物学的素因として視床下部—下垂体系の脆弱性があり，それに月経関連症候群とさまざまな心因，身体因が誘因となって発症する。まさに女性の心相関の究極の疾患であると筆者は考えている。

その非定型精神病にどうしてこんなに魅せられるのか，その理由をあらためて考えてみる．それは激しい精神症状を示すが，良くなること，完全寛解することである．さらに，病像が多彩で取り留めもないように思えるが，実は意識変容に基づく高揚相と低迷相を示し，症候学的にも精神医学の基礎となるような臨床経過を示すことである．また何といっても女性・性に関連し，性周期を通して発現するあたりである．いずれにしても治る医学を目指すことを再認識させられる病なのである．

2）なぜ女性なのか

筆者の主張する非定型精神病は女性にしかみられないものである．一般には女性に多いが男性にもあるといわれている．なぜ私が女性のみと主張するのか，私案は本書で何度も出てくるが，ここでも簡単に述べる．

上記の非定型精神病の臨床特徴になかに筆者はカタトニア症状にあまり重きを置いてこなかった．カタトニア症状を症候群として2003年のFink & Taylor[II-13]が推奨したカタトニア症候群の診断基準を紹介する．

A．無動，無言，昏迷が少なくとも1時間持続し，カタレプシー，命令自動，姿勢常同（2回以上観察または誘発されること）を少なくとも1つ以上伴う．

B．無動，無言，昏迷がない場合は常同症，反響現象，カタレプシー，命令自動，姿勢常同，拒絶性，両価性のうち，いずれかの症状が少なくとも2つ以上，2回以上観察または誘発されることとされている．

このような症状に類似した臨床経過を示す非定型精神病症例をPauleikhoff, B[II-14]は非定型精神病のなかから挿話性緊張病を一類型として取り出した．その特徴として

①勤勉，信仰心に厚く，まじめで頑固な人に好発する．
②不安・焦燥の前駆期がある．

③病像は数週以上続くが，昏迷と興奮が支配し，主に宗教的内容を主題
　　とした幻覚・妄想，攻撃性が出現する。
　④欠陥を残さず回復する。
　とした。この代表的な人物がヴィンセント・ファン・ゴッホといわれている。すなわちこのような症例は男性に多いのである。
　筆者は挿話性緊張病以外の非定型精神病例を非定型精神病の中核群として考えてきた[II-15]。またカタトニア症状を取り入れることは，カタトニア自体が統合失調症の一亜型に取り込まれたように，非定型精神病のその特異性を失い，結局現在の操作的診断ではいくつものカテゴリーにばらばらにされた原因になっていると思う。統一されていないがこの非定型精神病の診断を下すことが，その症例の臨床，治療に重要なことは臨床家の認めるところである。
　ここで最初に提示した前思春期周期性精神病の症例に再注目していただきたい。前思春期でまだ十分に女性・性を獲得していない。臨床症状も無動，けいれんなどカタトニア症状が主軸であった。

　3）性を超えたところにあるカタトニアの世界
　筆者が以前よりこだわってきた性差の観点からカタトニアについて考えるようになった[II-16]。まず内因性の要素として躁うつ病を軸に考えている。女性は月経の存在する年齢では，躁うつ病（MDI）を基盤に非定型精神病が発症するが，カタトニアの要素は弱い。閉経後になるとカタトニアの要素が加わり遅発性カタトニアとして発症する。病像は精神運動興奮，錯乱など高揚相を呈するカタトニアに傾く。また月経の初来前では，前思春期精神病として発症する。このときは無動，寡動，昏迷になりやすい。月経が女性・性の主役と考えると，影響の少ない年齢層や状況においてよりカタトニアに陥りやすいように思う。
　男性はどうであろうか。緊張型の統合失調症は若い男性に多い。また，中年以後のうつ病者でときにうつ病性昏迷に至ることがある。挿話性緊張

病は二極性を示すが，おおむね男性・性の弱い時期にカタトニアが生じやすく，より無動などの低迷相を示すことが多い。

　男性も女性も性の要素が弱っている，いわばより性を超えたところにカタトニアが存在しているように思える。絶体絶命の危機に遭遇した脳は，けいれんしながら生命を守ろうとし，昏迷という状態に陥るが，死を目前とした危機回避として，実は素晴らしい健康感と万能で熱情的な恍惚夢幻状態に到達しているのではないか。

2. 非定型精神病と月経関連症候群

　月経と関連した疾患群を表Ⅱ-3に月経関連症候群（MRS）としてまとめた。最初に月経関連症候群としてまとめたときは，摂食障害，季節性感情障害，排卵障害（PCOS），そして非定型精神病を入れていた。筆者は月経周期と非定型精神病との関係を非常に重視している。その理由は最後まで読破していただくとわかるようになっている。なかでもPMSとPMDDとの関連は疑いもなく関連性を指摘されていた。このMRSに分類されている疾患群の基本的な精神症状は非定型精神病像を示す。このことから症状スペクトラムからみてみると非定型精神病像群の基本構造は図Ⅱ-9のようになる。右側のラインの月経周期に一致した周期性精神病は前思春期，思春期および成人期をわたって出現する。またその前駆症状として初経周辺症候群がある。これらの疾患群を症状の程度でPMSとPMDDに対比して考えると，非定型精神病との関連が理解できるのではないかと思う。それに挑戦する。項番は図Ⅱ-9のものである。

1）初経周辺症候群

　第二次性徴およびそれに続く月経の発来の確立までには，だいたい8歳から14歳ごろまでの数年を要する。またそれに伴う変動は女性ホルモンだけでなく身体の発達も必要とする。この時期に一致して幼児退行現象，

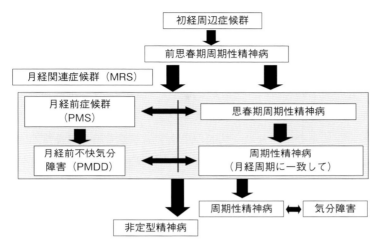

図Ⅱ-9　症状スペクトラムからみた非定型精神病像群の基本構造

イライラ感，精神運動興奮状態などが見られることがある。多くは初経発来と共に改善する。これは思春期発来を前にして，自立に向かうためのさまざまなストレスに取り囲まれている時期である。このような複雑な心身の発達に伴う心理的反応が絡み合って病的な遅れではないが，初経の発来を遅らせていることも考えられる。

2）（前）思春期周期性精神病

前思春期に関して前節で詳しく述べたが，初経後の思春期周期性精神病がPMSと対比されるので，再度要点を記載する。

初経前の場合，前思春期周期性精神病となる。本疾患の特徴は次の通りである。

①初経直前，またはまもなくの時期において，月経周期の黄体期に一致して病相を反復する。時に初経以前は少数であるが，男性にも出現する。

②幻覚，妄想など統合失調症様体験と感情障害，夢幻状態などが出現す

る。まれに急性の不安や幻聴を伴って緊張病症状群に発展することもある。
③月経開始と共に急激に改善し，病相期の記憶を欠損していることがある。

本疾患のもう一つの特徴は，学校の試験やいじめ，クラブ活動などでの人間関係など，思春期初期に体験するストレスが発病の誘因として存在することが多い。またその一方で，共通の生物学的基盤を持つ可能性を示唆することがいくつかある。その要点として初経前の症例はLH，FSHは十分に分泌，成熟しているが，エストロゲンの分泌が不十分なことが挙げられる。その原因として原発性下垂体腫瘍などや原因不明の軽度高プロラクチン血症をきたしていることもある。また初経後に見られる症例では，無排卵で，代償性出血の場合や，黄体形成が不完全のために黄体ホルモン（プロゲステロン）とともにエストロゲン分泌が不十分な場合がある。エストロゲンには精神病発現に対する防衛的保護作用があるとされている。そのためこのような症例はその作用を受けられず，潜在的に統合失調症の素因を持つ症例では，本格的に発病する危険性が高まる可能性があるとも考えられる。統合失調症の発症の代わりに，女性では非定型精神病群となって発症していると考えることもできる。これらはその病像には大きな違いがあるが，その予後やその経過からPMSと対比して考えることができる。

3）周期性精神病

さらに成長して月経周期が安定してきたころに，月経周期に一致して周期性経過をとる精神病が発現する。これは従来より周期性精神病と呼ばれるものである。本来周期性精神病も女性に多く，その約70％は黄体期に発症し，1～2週間の病相を反復する。病像の特徴は，幻覚妄想状態，躁うつ状態，錯乱せんもう状態，緊張病症候群などである。前述の思春期周期性精神病もこの一亜型と考えられる。本症例の中には月経関連ホルモン

の異常が認められることがあるが，疾患特異性の高い所見は今のところ確認されていない。本疾患も視床下部—下垂体—性腺系の機能的な脆弱性が病態の発現に関与していると考えられている。また発症には誘因となるストレスの存在があり，人格特性，環境因子なども深く関わっているとされている。

　これは PMDD との関連が容易に推測されるであろう。要するに，PMS と PMDD に精神病性の症状が加われば，時期によってそれぞれ思春期周期性精神病と周期性精神病に相当することになるのである。これらの疾患群は慢性化すると月経との関連が不明確になり，必ずしも予後良好ではない。精神病性の症状には抗精神病薬は無効，または悪化することがある。

第5節　非定型精神病の治療

　図Ⅱ-10の骨格はよく使用されるが，従来から主張してきた非定型精神病の発症メカニズムをここでまず模式化した。視床下部―下垂体系の脆弱性を窓口にした病的自立性を持った病因（素因）がある。月経関連症候群と心身両面にわたる慢性のストレス（性格因も含む）が触媒的にまたは自立した原因として非定型精神病を発症させると考える。これを作成してみて何か釈然としない。生命というものが織り込まれていないからだ。本書の目標はそこにある。

　この図Ⅱ-10のレベルでの治療をとりあえずここでまとめておく。従来の向精神薬では悪化するが，新規抗うつ薬（SSRIs, SNRIs）と非定型抗精神病薬の出現で薬物治療の有効性が高まった。まず5つSSRIs（フルボキサミン，フルオキセチン，パロキセチン，セルトラリン，シタロプラム）のすべてがPMDDに有効とされている。これは即効性もあり，また黄体

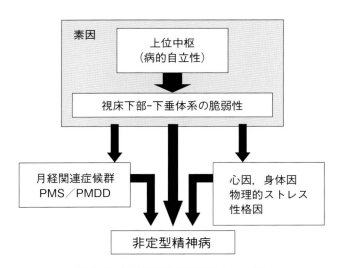

図Ⅱ-10　非定型精神病の発症メカニズム

期のみの投与でも有効である。さらに錐体外路症状をほとんど示さない非定型抗精神病薬（オランザピン，アリピプラゾール，ジプラシドン，クエチアピン，クロザピン）が双極性感情障害の急性躁状態に対して有効性が認められた。またクエチアピンとアリピプラゾールは双極性のうつ病と予防効果にも有用と報告されたのである。大うつ病に対してもその有効性が認められつつある。非定型精神病の臨床特性から考えると，これらの非定型抗精神病薬と SSRI が有効である可能性が出てきたのである。そこで従来の治療とあわせて非定型精神病のあくまでこの時点での新たな治療法を提案する。

1. 薬物療法

1） 病相期の治療

急性錯乱状態に対してハロペリドールの点滴（抑制）は最後の手段とする。鎮静に対して経口摂取が可能であれば以下を挑戦してみる。
（1） ゾテピン
（2） 5日急速漸増療法
　　① クエチアピン（100～600mg）
　　② オランザピン（10～40mg）
◎無理に薬物で鎮静しようとしないことを留意したい。
（3） アリピプラゾール（3～12mg）

ドパミンのパーシャルアゴニストは非定型精神病の病像から考えると理想的な薬物といえる。急性期から寛解期までベースの治療薬として有効症例が少なからずある。

気分調整薬の使用については
（1） リチウムは甲状腺機能低下の副作用があり，真正面からは薦められない。すでに甲状腺剤で補給している症例は 300mg 程度で使用する。非定型精神病では唯一有効性がある薬物かもしれない。再発頻発群

や重症例では使用する。
（2）カルバマゼピン＞バルプロ酸＞クロナゼパム。このあたりはその有効性は不明確である。

2）寛解期の治療

再発，予防のための薬物は症例によって決める。使用するときは非定型抗精神病薬を少量使用する。
（1）クエチアピン　　（25mg以下）
（2）オランザピン　　（1mg程度）
（3）リスペリドン　　（1mg程度）
（4）リチウム　　　　（100〜300mg程度）
◎定型抗精神病薬の持続投与は精神状態を遅鈍化させ，人格水準を低下させるため使用すべきでない。

3）非定型抗精神病薬への期待

非定型抗精神病薬の開発はおおむね終了していると思われた。そんななか，モノアミン仮説から誘導された最終兵器とも思われる薬物が承認された。それはアセナピン（商品名：シクレスト）である。これは，四環系の化学構造を持つ抗精神病薬で筆者は最も理想的な薬物と考えている。四環系といえば抗うつ薬のミアンセリン（テトラミド）であり，その改良版がミルタザピン（リフレックス，レメロン）である。この薬剤にドパミン$_2$（D_2）阻害作用を加えたのがアセナピンといえる。本薬剤はドパミン受容体D_2阻害作用に加え，セロトニン受容体の幅広いサブタイプ（5-HT1A，1B，2A，2B，2C，6，7），アドレナリン受容体（α1A，2A，2B，2C）及びヒスタミン受容体（H1，H2）に対して高い親和性を示す。一方で，ムスカリン受容体及びβ受容体への親和性は低い。今後の臨床現場での評価を待つ必要があるが，非定型精神病像，またその間欠期に有用な可能性が高いと筆者は期待している。

2. 薬物療法以外のポイント

　有効な薬物がないなか最も重要であるが，ここでは要点のみとする。
（1）発症に関わる身体的，心理的誘因に対して
　PMS/PMDDや慢性身体疾患は心身両面において，日常，社会的障害をきたし，周期的および持続的な心理的，身体的ストレスとなっている。この治療が発症，再発，予後に重要なポイントとなる。
（2）自生的，反応的ストレスに対して
　性格傾向として，勝気，熱中型，向上心が強い。発症後も自己完結的な目標に向かって努力する。家族も同期し，高EEとなることが多い。その結果，自生的，反応的ストレスが生じ，発病する。サイコ・エデュケーション，家族療法が必要である。
（3）家族
　あくまでこのような治療は筆者が主張している非定型精神病の中核群に的を絞っている。

第Ⅲ章

カタトニアの臨床

　カタトニアの臨床を語る時，どうしても本書のカタトニアと非定型精神病の分類，臨床的位置づけを再度確認していただく必要がある。図Ⅲ-1に示した。非定型精神病とカタトニアを分離して独立疾患とする。非定型精神病から挿話性緊張病を分離し，それはカタトニアからも分離される。また閉経後の女性にみられる遅発性緊張病も分離される。挿話性緊張病は双極性障害に隣接している。カタトニアとは別にカタトニア・スペクトラム（症候群）がさまざまな疾患の症候として現れる。自閉症や廃用性症候群でみられる。カタトニア症状は重要で臨床医としてその認識を持つ必要がある。

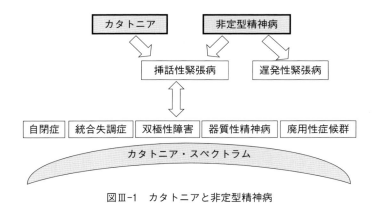

図Ⅲ-1　カタトニアと非定型精神病

カタトニアを論ずるには，常に非定型精神病の本態，相違点を考えておく必要がある。その呼称に相応しくなく独特の臨床特性を示すことからさまざまな接近の仕方がある。そのなかでも何といってもアンリ・エーの器質・力動論の立った単純で明解な理論的な臨床分類は非定型精神病を理解するのに重要である。特に意識野の解体を主体とする急性精神病と，意識ある存在の混乱・人格の病理を主体とした慢性精神病からの視点は非定型精神病の本態に迫るための原点となる。それは非定型精神病があくまでも器質性の病因を色濃く示しながら，究極の心身相関図を思わせる疾患であるからである。

　さて一般に非定型精神病の臨床症状においてカタトニア症状が含まれているかについて，異論を唱える議論が十分になされたことはない。しかし筆者は以前より非定型精神病とカタトニアとは病態水準に相違があることを主張してきた。そしてさらに奇抜に思われるかもしれないが，その症状を規定する要因に女性・性があると考えている。

　非定型精神病は，診断学では曖昧に扱われてきたが，臨床現場においては独立した精神疾患として認めた方が治療方法だけでなく，再発・予防という観点からも有用であることは多くの臨床家の実感しているところである。本章ではカタトニアの症候学をあらためて整理し，その症候学的特性から非定型精神病との分離を女性・性の特性の視点から挑戦したいと思う。

第1節　カタトニアの臨床

1．挿話性緊張病にみられる性格・行動特徴

　カタトニアの世界を記述する前に，先に触れておいた方がいいことがある。Pauleikhoff（パウライコフ：1969年）の挿話性緊張病である。彼は非定型精神病のなかから挿話性緊張病を一類型として取り出した。その特徴は以下のようである。
　①勤勉，信仰心に厚く，まじめで頑固な人に好発。
　②不安・焦燥の前駆期のあと，昏迷と興奮の病像が支配し，主に宗教的内容を主題とした幻覚・妄想，攻撃性が出現する。
　③このエピソードは数週以上続くが，欠陥を残さず回復する。

　（**ポイント**）市橋秀夫[III-1)]は挿話性緊張病の親和性性格として「類てんかん的な硬直した内的時間意識と制縛性」と「対人関係場面での対人恐怖的な過敏性を持ち，しかも相手の含意を察知する能力に欠ける」と指摘している。このことは自閉症にみられるカタトニアとの関連が推測されるので重要である。
　パウライコフは，あくまで非定型精神病の亜型としたので，カタトニア症状を非定型精神病から外すための操作ではなかった。しかし筆者の主張する非定型精神病からカタトニア症状を省くことの一助になる。実際典型的な非定型精神病では，カタトニア症状は希薄であることは臨床家であれば納得できることであろう。非定型精神病が臨床的に有用な疾患診断であるための必要条件でもある。そのことを理解するために，まずカタトニアの歴史的な変遷を概説し，本態へ接近する。

2．カタトニアの歴史的変遷

① 19世紀当時，定型性狂気の中核症状として，弛緩性メランコリー（無言，無動，一点凝視，しかめっ面，カタレプシー，蝋屈症［ろうくつしょう］など）をとらえていた。

　Kahlbaum（カールバウム）は，その症状に筋肉性の諸症状，すなわちてんかんの形の発作，いろいろなけいれん性状態などに注目して，定型性狂気から分離を試みた。

　1874年，全く新たな独立した疾患単位として，『緊張病（以下，カタトニア）ないし緊張精神病』（Die Katatonie oder das Spannungsirresein）を著し，概念化した[Ⅲ-2]。

　カールバウムの業績は，進行麻痺に続いて，当時の精神障害類型分類からカタトニアを独立精神疾患として分離したところにある。

② Kraepelin（クレペリン）におけるカタトニアの臨床的位置づけ

　1899年，クレペリンは，精神病を疾患単位として，早発性痴呆と躁うつ病に分類した。カタトニアはHecker（ヘッカー）の破瓜病とともに早発性痴呆の一亜型として取り込んだ（躁うつ病でみられるカタトニア症状は，せん妄躁病，昏迷，混合状態などとしてとらえた）。

　1911年，Bleuler（ブロイラー）は早発性痴呆の診断概念を広げ統合失調症と名づけたが，カタトニアは統合失調症の緊張型という一亜型であることに変わりはなかった

　1976年 Gelenberg（ガレンベーグ）はカタトニアはさまざまな原因によって引き起こされる症状群であり，統合失調症よりも気分障害に多く認められることを見出した。また，それ以外にも神経疾患，身体疾患など器質的障害においてみられることから，カタトニアを安易に統合失調症の一亜型とみなすことに注意を喚起した。

③カールバウムによるカタトニアの診断基準とその後

まとめて示すと以下のようになる。
- 循環性に変遷する経過をたどる大脳疾患である。精神症状としてメランコリー，マニー，昏迷，錯乱，最終的に精神荒廃という一連の病像を順次呈する。
- その際，精神病像全体の中で一つ，あるいはいくつかの病像が欠けることもある。
- 本疾患においては，精神的な諸症状と並んで，けいれんという一般的な特性を伴った運動性神経系における諸現象が本質的な症状として出現する。
- カタトニアの予後はそれがどのような形式であっても決して悪いものではない。

しかし結局カタトニアは類型分類，症候群として後退した。「カタトニア症候群は，精神，運動，自律神経，行動の徴候からなる神経精神症候群であり，内因性精神病，身体因性精神障害，心因性精神障害などさまざまな精神障害で出現する。特徴的な精神症状と並んで，けいれんという一般的な特性を伴った運動性神経系の諸事象が本質的な症状として出現する」というものであった。

1）カタトニアを分離独立させるための要因

カールバウムが示したカタトニアの診断基準は簡略すぎて，カールバウム自身が重視したはずの精神的特性（恍惚）が省略されている。渡邊は，さらに，「けいれん」を欠くならば「定型性狂気」なる巨大な，そして茫漠（ぼうばく）たる概念に再び飲み込まれてしまうという危うさがあると述べている。

カタトニアの執拗低音（根底）である「熱情的な恍惚症」と「けいれん」の結合と「一定時間の持続」こそが『カタトニア』を分離独立せしめている決定的要因である。

（ポイント）この「二極性」と「恍惚」について筆者はひとかたならぬ思いで注目している。それはてんかんにおいての強直性と間代性けいれんにも重ね合わせることができる。かつてはうつ病を精神的強直症，躁病を精神的間代症と呼んだこともある。カタトニアの形而上学的な意味を含め，生命体そのものの根源を予感させる。実に興味深いカタトニアを知ることは，そしてその境域まで展開しない非定型精神病の病態がよく理解できるようになる。

2）Fink & Taylor らの推奨する[Ⅱ-13] カタトニアの診断基準

2003年，Fink & Taylor のカタトニアの診断基準を示す。

A. 無動，無言，昏迷が少なくとも1時間持続し，カタレプシー，命令自動，姿勢常同（2回以上観察または誘発されること）を少なくとも1つ以上伴う。

B. 無動，無言，昏迷がない場合は常同症，反響現象，カタレプシー，命令自動，姿勢常同，拒絶性，両価性のうち，いずれかの症状が少なくとも2つ以上，2回以上観察または誘発されること。

症候群としての基準であるから，当然病因を推定されるような症候は外されている。再度主張するが，渡辺も指摘し筆者が最も共感している。カールバウムの「けいれん」と，「熱情的な恍惚」という執拗低音たる特徴を欠いているのだ。いわゆる二極性の欠如である。

（ポイント）非定型精神病もこのカタトニアと同じ運命をたどっているのである。その理由は，皮肉にも従来の非定型精神病の症候のなかにカタトニアを含んでいるからなのである。

3．カタトニアと非定型精神病の研究の流れとの関係

カタトニアと非定型精神病の研究の流れと関係を図Ⅲ-2に示した。カールバウムの緊張病を筆頭に，ウェルニッケ―クライス―レオンハルト学派，特にレオンハルトの分類は魅力的である。彼は類循環性精神病の3つ

のタイプ，1）不安―恍惚性精神病，2）興奮―制止性精神病，3）多動―無動性精神病に分類した。このなかにカタトニアは組み込まれている。そしてアンリ・エーの器質―精神力動の観点からみた急性精神病にも，もちろんカタトニアは症候として組み込まれている。

　そしてわが国で開花した非定型精神病は，満田の臨床遺伝学，鳩谷の内分泌学，林の生化学などの観点で受け継いできた。わが国の非定型精神病の研究者がカタトニア症状を非定型の病態の主軸に置いたかどうかは不明確なところもあるが，積極的に排除してはいない。筆者は鳩谷の内分泌，間脳，下垂体機能の低格性の立場で研究してきた。内分泌学的立場は女性で月経関連の症状を併せ持つ症例に本疾患の典型例をみてきたからである。そのような症例では非定型精神病の症候のなかにはカタトニア症状はない。そのことは非定型精神病が独立した疾病であること，またその診断意義を高め治療に役立ってきた。

　しかし1874年，カールバウムによって発信されたカタトニアは，時代と文化に関連しながら今なお，振動し続けている。カタトニアは生命存続のための原始的反射とも思える独特の世界が広がっている。内分泌学的立場をとってきた筆者が非定型精神病とカタトニアを精神病理的に仕分けるために症候学から精神病理的に接近する。

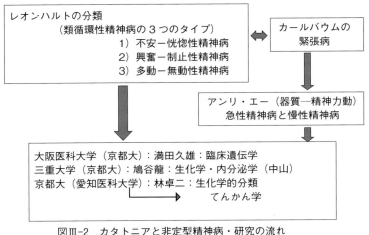

図Ⅲ-2　カタトニアと非定型精神病・研究の流れ

第2節　カタトニア・てんかん・非定型精神病の系譜

1．けいれんする生命

　カタトニア，てんかん，非定型精神病を憑依から始まる系譜として図Ⅲ-3にまとめた。

　左上の憑依は切迫した独特の心因により生じ，祈祷性精神症へ展開する。その病像は非定型精神病像を示す。操作診断では多形性である。

　左下であるが，カタトニアにおいても同様に切迫した心因の役割は大きい。あたかも生命危機の自己保存反応のごとくである。実際には生命危機にさらされていないが，背景にある自己免疫疾患や種々の身体疾患，さらには繰り返すてんかん発作も，当事者の脳では生命保存の危機に見舞われているように認知する可能性は十分にある。祈祷性精神症の場合は，心理的に生命危機状態に近い体験をしていることは容易に推測される。

　カタトニアは一部，緊張型の統合失調症として取り込まれている。しかし内因性の要素は統合失調症よりもあきらかに躁うつ病との関連が濃厚で

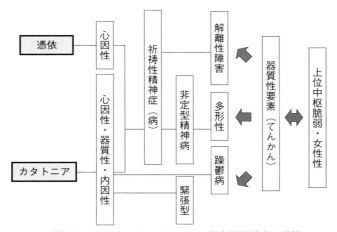

図Ⅲ-3　カタトニア・てんかん・非定型精神病の系譜

ある。カタトニアこそ，何らかの認知の障害の存在によって，生命危機状態に瀕していると脳が察知して，脳幹上での心身反応を生じているようにも思える。

　右のほうであるが，本来の病因の存在として上位中枢の脆弱性，素質，女性・性があり，それによる器質的要素が誘導されやすい病理が推測される。

　（ポイント） カールバウムのカタトニア症例には，けいれんと恍惚感が症候として記載されているが，なかにはヒステリー性の病態とみなされる症例が含まれている。Kretchmer（クレッチマー）は原始反応としてのヒステリーと緊張病症候群とは等しい関係にあると捉えている（擬死反射，運動暴発）。森田正馬による犬神憑き，憑依，祈祷性精神症の事例に注目すると，その症状特性にカタトニアが主軸にあることがわかる。祈祷性精神症の発病には患者の性格的要因，過剰なストレス状況，時代状況と関連した文化社会的要因が関連していた。従来のカタトニア論においては，その疾患としての位置づけが，内因性精神病を中心に考えられており，発症の要因としての心因は不当に看過されてきたといえるだろう。

2．性を超えたカタトニアの世界

　図Ⅲ-4 では内因性の要素を躁うつ病を軸にして考えたものである。まず女性では月経の存在する年齢では，躁うつ病を基盤に非定型精神病が発症する。その病像はカタトニアの要素が弱い。また閉経後になるとカタトニアの要素が加わり遅発性カタトニアとして発症する。病像は精神運動興奮，錯乱など高揚相を呈するカタトニアに傾いている。ただ逆に月経の初来前では，前思春期精神病として発症する。このときは無動，寡動，昏迷になりやすい。月経が女性・性の主役と考えると，その影響の少ない年齢や状況によってカタトニアに接近しているようである。

男性ではどうであろうか。まず緊張型の統合失調症は若い男性に多いように思う。また中年以後のうつ病者で時にうつ病性昏迷に至ることがある。挿話性緊張病は二極性を示すが、おおむね男性・性の弱い時期にカタトニアが生じやすく、より無動などの低迷病相を示すことが多い。

男性も女性もその性の要素が弱っている、いわば、より性を超えたところにカタトニアが存在しているように思える。生命維持に対する絶対絶命の危機に遭遇した脳は、けいれんしながらも生命を守ろうとし、昏迷という状態に陥るが、そこには素晴らしい健康感と万能で熱情的な恍惚夢幻状態に到達しているのではないか。

性を超えたものに仏教にみる「さとりの境地」、聖母マリアとキリスト、そこにひとは究極の安全な脳を想定している。カタトニアは完全な安全を保証しているのではない。カタトニアが仮の生命防御機構であることを脳は知っているのだろうか。脳はカタトニアの世界から、てんかん発作が終

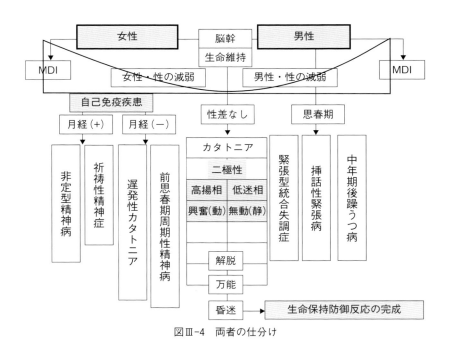

図Ⅲ-4 両者の仕分け

結するがごとく,現実の時間と空間の感覚を取り戻し,現実の世界こそ真の安全な世界であることを再認識するのである。あたかもキリストが復活したようにという感じである。

3. カタトニア・非定型精神病の屋台骨

筆者は長く非定型精神病にこだわってきた。その特徴的な症候,あの激しい急激な人格の崩壊とあたかも何もなかったかのように再統合される,いわゆる完全寛解する姿が神秘的な脳内物語として魅了されたからである。何度も述べるが,筆者が診てきた非定型精神病にはカタトニア症状はなかった。全ての症例はカタトニア症状が弱いか,ない女性症例であった。

カタトニア症状を含む症例は挿話性緊張病と考える。非定型精神病から学んだことは,症候学の重要性,そして症状の極性,そして周期である。特に私が考える非定型精神病は極性より周期性に重きがある。

その周期性は,波動性と振動性に分かれる。図Ⅲ-5 にまとめた。より波長の長い周期性を示すのが躁うつ病である。より波長が短くなる,すなわち振動性の要素が強まる状態が非定型精神病の特徴的な症候と関連する。より振動性の強い症候は,「恍惚と不安」,「多幸と絶望」,「誇大と卑屈」,「多動と無動」といった対極の感情が振動するように急激に変化する。

筆者の提唱する非定型精神病は,女性・性が病態の有する特有の波長を

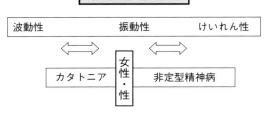

図Ⅲ-5 非定型精神病・類縁疾患の系譜—その屋台骨

調整して共鳴し，症状特性を加工した形で発症する独立疾患として主張するものである。カタトニアを入れ込むことは，その症状特性を失うことになり，カタトニアの運命と同じ類型分類でしかなくなるからである。それは結局，臨床診断，治療に有用でなくなる。非定型精神病は寛解する独立疾患であると主張したい。

4．症状性を含む器質性精神障害との対比

表Ⅲ-1に症状性を含む器質性精神障害（以下症状精神病とする）との比較を試みた。Bonhoeffer（ボンホッファー）は，身体疾患の種類とは無関係に生ずる精神症状を外因反応型とした。それは意識障害を主軸に，せん妄，もうろう，錯乱，幻視，アメンチア，躁状態などであり，まさに非定型精神病像をとる。症候学だけでは非定型精神病との鑑別は困難である。そのなかで症状精神病の特徴は性差がなく，心因が弱く，カタトニア症状もある。さらに身体疾患のほとんどは感染症，中毒，脳器質性であることが要点となる。

表Ⅲ-1　症状精神病と非定型精神病の関係

挿話性緊張病	非定型精神病	外因反応型	症状精神病
心因軽度	心因の関わり大きい	心因なし	
カタトニア症状あり	カタトニア症状なし・軽度	カタトニア症状あり	
男性に多い	月経周期のある女性のみ	女性も男性もある	
身体疾患なし	基盤に慢性及び自己免疫疾患	感染・中毒および脳器質性障害による	

それに対して広義の非定型精神病のうちカタトニアが基本にあるものは挿話性緊張病である。これも心因は軽度、性差もないが、若年者では男性に多くみられる。背景に特に身体疾患はない。非定型精神病は月経を有す女性で、基盤に慢性疾患や自己免疫疾患など身体疾患を有することが多い。さらに過剰な心理的負担が関連して発病する。最も違うのはカタトニア症状を示さないことである。

| 第Ⅳ章 |

境界線

　本章の境界線というのは，女性・性の背景にある月経周期の話である。症候学と底浅い病理学から，一気に生物学的見地へ飛び込むためなのか，ここあたりから異論が多くなる。もしくは興味が低下するようである。その理由はわからない。しかし最も筆者の得意な領域なのでぜひ読破してほしい。

第1節　精神症候形成と女性・性の意義

1.　境界線の予感

　女性・性に踏み込んで症状形成を考える。筆者は臨床経験から女性の性周期は，症状形成，加工のエンジンとなり，フィルターとなり，自己防衛反応機構となって作動しているのではないかと考えてきた。そのことで症状が非定型精神病像に留まるという点で，統合失調症状やカタトニア症状を呈しにくいと考えている。子孫存続のためだけの機能とは思えない。
　閉経すると男性化してそれまで見られなかった非定型精神病者もカタトニア症状や統合失調症へ移行しやすくなる。男性はもともとカタトニア症状を呈しやすく，若年でも統合失調症も発症する。臨床研究ではより自我の破綻状態に追い込まれようとすると脱男性化が起こり，迫害妄想，拒絶，自己防衛的になってくる。さらに追い込まれることで世界救済的妄想反応など，献身的な思考になり，より女性化が進む。これは女性化が自己防衛的に作動していることを示している。その段階では，宗教的課題，万能，誇大

的となり，男性・性が減弱して，Geschwind 症候群の状態に類似する（第Ⅵ章で記載）。このような症例を私は非定型精神病から外しているので，より女性特有疾患となる。

2．月経周期の生物学的意義

　このようなアプローチを突然，生物学的要素を持ちだすと，その落差に戸惑い，稚拙に感じる読者が少なからずいるがあえて述べる。女性・性の持つ月経周期は図Ⅳ-1[Ⅳ-1]に示したように，その周期性のセンターが視床下部の視床叉上核と弓状核，腹内側核にある。この核は下垂体のすぐ上部に位置しており，あくまで内分泌のセンターである。女性・性の本来の中枢はさらに上位に存在しているのではと思われる。

　性周期に伴って変動するのは月経，卵胞期のエストロゲン，排卵後の黄体期では男性ホルモン由来のプロゲステロンが主役となるものである。すなわち女性は2週間毎に女性と男性を交互に体験しているともいえる。月経前緊張症は，まさに女性が男性化した衝動性，易怒性，引きこもり状態とみなすのは飛躍とも思えない。しかし中枢による周期性の制御によって自然に元に戻る。これが女性の生物学的レジリアンスの本態ではないだろうか。このレジリアンス力がカタトニアまで至らなくさせているのである。

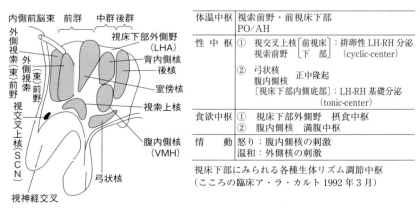

図Ⅳ-1　月経周期関連中枢機構[Ⅳ-1]

時間の区分のないカタトニアに時間を仕切る力を月経周期はもっているからだと考えている（後述）。

3. 女性にみる生命振動体

図IV-2は筆者が測定した女性の体温の日内リズムである。一般に体温は約1℃の日内変動があり、早朝4時前後に最低体温、夕方4時ごろから8時ごろに最高体温のコサインカーブを示すことがわかっている。卵胞期ではこの変動がみられるが、排卵後の黄体期では振幅が浅くなり、位相が2時間遅れていることを証明した。これが基礎体温の低温相と高温相を形成するメカニズムである。女性は2週間ごとにこのような振幅の大きい時期と浅い時期によって支配されていると言い換えることができる。振幅の意義は大きいほど生体リズムが強靭であることを示している。すなわち外部からの力、ストレスの影響を受けにくいストレス耐性に強いことを示している。振幅の浅い黄体期に一致して月経前症候群や周期性精神病がみられるのも納得がいく。男性にはない生物学的威力ともいえる。この振動はまさに女性特有の生命体の振動のひとつである。

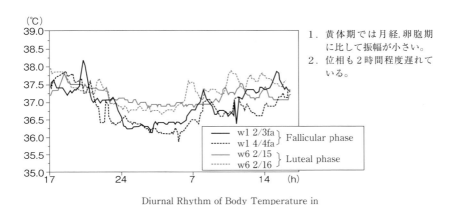

図IV-2　女性・性の振動[II-9]

第2節　独立疾患としての非定型精神病

　非定型精神病を独立疾患として考える意義は何か。精神疾患の病因研究に有用であり，必要な疾病分類である。また治療をより効果的に実践するために有用な診断となるからと考えているからである。実際にはその病因研究が進まない限り，臨床的により有用な類型分類に留まっているかもしれないという危惧は残る。いずれにしても独立疾患として認知するために，非定型精神病の他の精神障害との関係を明確にしておく必要がある。

1．非定型精神病の症候学から見出されること

　非定型精神病の外観たるものを図Ⅳ-3に示した。伝統的に統合失調症と躁うつ病とてんかんの要素が混じり合ったものである。これを基本に筆

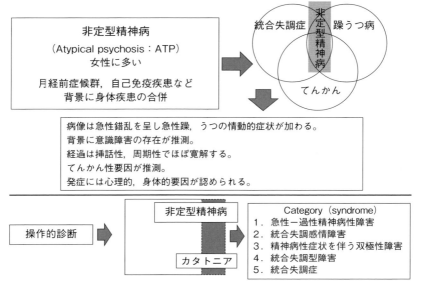

図Ⅳ-3　非定型精神病の外観

者がこれらの疾患とどのように隣接しているか症候学から抽出してその系譜を模式的に考えてみた。

図IV-4-①は，左に，てんかんを土台にしてカタトニアを据えてある。それを取り囲むように非定型精神病が高揚病相と低迷病相の二極性をもって位置している。その上に双極性障害を乗せてある。右の図はカタトニアが統合失調症の中核という考え方を基本にしている。それを取り囲むように非定型精神病があり双極性が同様に乗っている。

図IV-4-②の図は，カタトニアと統合失調症を一体化させたものである。この場合はてんかんを土台にしている。

図IV-4-③の左の図は，土台にまず双極性をおいて，その上に二極性をもつ非定型精神病を位置づけ，その軸にカタトニアを置いている。そのカタトニアはてんかんと隣接している。

右の図は，土台がてんかんである。カタトニアを囲んで非定型精神病が

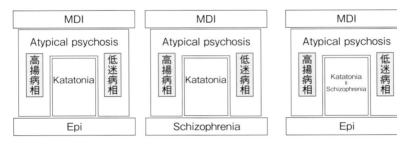

図IV-4-①　非定型精神病の系譜　　図IV-4-②　非定型精神病の系譜

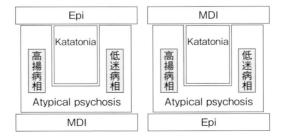

図IV-4-③　非定型精神病の系譜

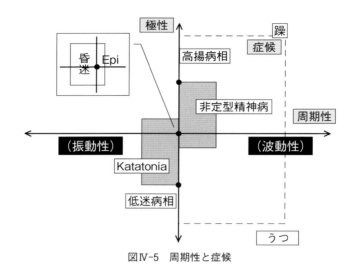

図Ⅳ-5　周期性と症候

ある。その上に双極性がのっている。今のところ，筆者の考える非定型精神病の中核は，③の2つの図に近い。すなわち統合失調症とは完全に別の系譜となる。もともと回復，完全寛解すること自体，統合失調症よりもむしろ，てんかんや双極性障害に近いことは明白である。

2．周期性と極性と症候

図Ⅳ-5は前述した周期性と極性と症候の関係をより具体的に示したものである。横軸に周期性をおき，右方向に波動性，左方向に振動性周期とした。縦軸に極性をおき，上方向に躁状態（病），下方向にうつ状態（病）を置いている。その途中に高揚病相と低迷病相を位置づけた。この座標軸において非定型精神病は図のように上部に位置し，高揚病相が主役である。カタトニアはその逆に低迷病相が主役となる。筆者は非定型精神病とカタトニアの境界線を形成することに女性・性が役割を果たしていると考えている。女性のもつ周期性がカタトニアの世界に入りにくくする，すなわちレジリアンスの働きをしているのではないかということである。

第3節　非定型精神病の系譜の価値

　第2節の1で示した非定型精神病の系譜をもとに，その症状構造を詳細にして示したのが図Ⅳ-6の①と②である．女性・性にこだわって非定型精神病を模式化した．独立疾患として病因を持つ非定型精神病の存在をまず大前提としている．素因として躁うつ病（MDI）と統合失調症（S）とてんかん（Epi）の要素が含まれている様子を顕したものから始まる．

1. 月経周期を有する時期

　図Ⅳ-6-①から説明する．まず一番上であるが，月経周期を有す時期の女性である．種々の心因，自己免疫疾患のような身体因（慢性扁桃腺炎，慢性中耳炎，アトピー性皮膚炎，月経困難症，月経前症候群［PMS］，月

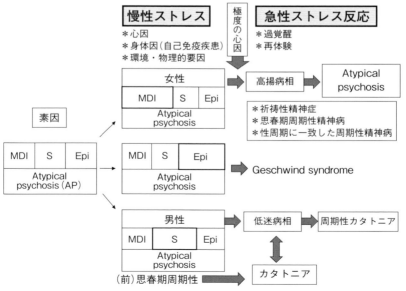

図Ⅳ-6-①　非定型精神病の臨床的位置づけ

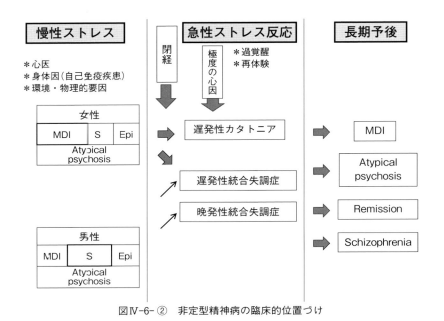

図Ⅳ-6-② 非定型精神病の臨床的位置づけ

経前不快気分障害［PMDD］，PCOs，甲状腺機能低下症，シェーグレン症候群，慢性関節リウマチなど），環境，物理的要因など慢性のストレス化にさらされている．すなわち言い換えると，慢性ストレスになる身体疾患を先行して発症していることが多いのである．これらの疾患群も女性に多いというのも皮肉なものである．そのような発症準備状態にあるときに，何らかの避けがたい強烈な急性のストレスを体験すると，女性特有の典型的な非定型精神病を発症する．

非定型精神病は，月経周期を有する女性で，その周期性が完全寛解と高揚病相を示し，カタトニアの世界に入りにくくし，完全寛解する機動力になっていると考えている．

初経後，月経周期を有する女性はより躁うつ病の要素が強い．一番下は男性例である．女性に比べて統合失調症の要素が強いことを示している．低迷病相は自閉，陰性症状を思わせる．病像は挿話性緊張病か緊張型の統合失調を示す．初経前の女児は男性のごとく，前思春期周期精神病がそう

であるようにカタトニア症状を呈する。

　中央は，てんかんの要素が強い場合であるが，Geschwind 症候群のような症状を示す。これはゴッホがそうであるように性的エネルギーが低下している。むしろ性差を超えているところにある。

2．閉経後の臨床経過特性

　さらに閉経を迎えたあとは，女性・性が減弱，停止して性差の影響がなくなる。図Ⅳ-6-②にまとめた。その時点での再発は女性では遅発性カタトニアとなり，男性ではより遅発性および晩発性統合失調症として再発する。女性にももちろんある。

　長期予後としては，遅発性カタトニアに留まるもの，躁うつ病化するもの，非定型精神病として終生再発を繰り返すもの，完全寛解するもの，統合失調症に至るものに分かれる。特徴的なのは女性にみられなかったカタトニアが，この時期になると認められることである。予後はそれぞれの性と素質による。大まかには女性は躁うつ病，男性は統合失調症になりやすい。もちろん多くのひとが寛解，回復している。

第4節　症候学的診断と経過研究診断

　筆者が考える非定型精神病の外観がみえてきたであろうか。その基礎は長期にわたる症例の経過研究である。カールバウムの緊張病，レオンハルトの内因性精神病の分類，アンリ・エーの器質―力動論は，詳細な臨床症候の観察に基づいて分類されたものである。身体医学的手法による疾病分類や病因研究には大きく高い壁がある。今のところ精神障害の疾病分類は症候学的診断と経過研究診断を基盤とするしかないのである。

1．経過研究診断

　非定型精神病を急性精神病の主役として述べることが多いが，実際の臨床経過を詳細に観察するのは必ずしも，急性症状のみではない。詳細に観察すると，かなり前より特徴的な経過を示していることがわかる。初発時では役に立たないが再発時には大いに役に立つ経時的，臨床経過である。すでに説明したがあらためて典型的な経過の項目だけ列挙する。

A．慢性のストレス状態（A．身体的，B．心理的ストレス）
B．発病準備状態
　1．慢性身体疾患の悪化
　2．慢性心理的ストレスの増強
　3．病前性格の尖鋭化
　4．発症直前の心身両面にわたるストレス
C．前駆期
D．前兆
E．発病初期
F．急性精神病期
G．鎮静期
H．慢性期，再燃

I． 寛解期
J． 再発・予後・転帰

（ポイント）急性発症以前には発症防止システムとして自律神経，精神免疫，神経内分泌および本稿の主役である月経周期がある。図Ⅱ-1 ですでに説明したが，この時点で食い止めておかないと，結局，急性精神病として発症する。この時期原則身体医学的治療はあまり有効ではない。急性期を脱すると心身の回復と同時に，さまざまな発症防止システムが作動し，再度身体症状として発現する。この時点では身体医学的治療が有効であり，再発予防治療を行う。

２．症候学的診断

ここで筆者の主張したい非定型精神病について短くまとめると次のようである。それはカタトニア症状を含まない女性特有の非定型精神病の存在である。臨床経験上，実際カタトニア症状は見られない。しかしレオンハルトにしろ，アンリ・エーにしろ，京都学派にしろ，カタトニア症状も含めている。カールバウムがせっかく抽出したカタトニアが症候群になったように，非定型精神病の診断基準にカタトニア症状を含むことで，緊張病と同様の運命を辿ったのである。実際に非定型精神病はほぼ屑籠的診断になっている。

非定型精神病を端的にまとめると次のようになる。

1）非定型精神病は典型的なカタトニア症状は含まない。
2）女性・性（月経周期）がカタトニア症状形成に抑制的に作用する。
3）非定型精神病は月経周期を有する女性に認められる。
4）非定型精神病の本態は気分の高揚病相と低迷病相からなる。
5）非定型精神病は症状の構造，経過，予後，病前性格，発病状況から，独立疾患として認めることは臨床場面で明らかに有用である。
6）病因は「ある特異的素因者が，過剰な心的負荷スペクトラムの照射を浴びて発症する」と考える。

第Ⅴ章

振動・波動・周期性の脳科学

第1節　非定型精神病——女性・性が色分けする発光体

　第Ⅳ章のまとめの最後に非定型精神病の病因にふれて，「ある特有的素因者が，過剰な心的負荷スペクトラムの照射を浴びて発症する」と表現した。これはある発光体がある特定の光の周波数の照射を浴びて発光するという原子の特性を意味している。これを説明するためのこの章では，「振動・波動・周期性の脳科学」として何とかこの表現にたどり着こうと挑戦した。カールバウムがカタトニアをけいれんする生命と表現したことからの発想である。生命体は複数の振動体の集合体と考えることができる。

1．振動体の本態

　ひとを取り巻く，光，そのエネルギー，色，音，その和音，また時間に注目すると光速を基本にした波長，周波数，振幅，そして位相によって構成されている。参考に図Ⅴ-1に周波数や波長の例を示した。特に波長に注目する。図Ⅴ-2は波長の長さの問題である。可視光線を中心に波長の短いX線，短い紫外線から電磁波が描かれている。ここで重要なのは波長が短いほどエネルギーが高く，長いほど低いという事実である。
　波長の違いでエネルギーの高低差が起こり，色彩も変化する。音は不協

第Ⅴ章　振動・波動・周期性の脳科学　　89

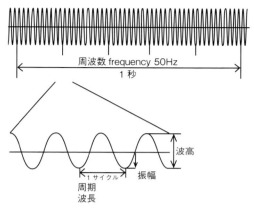

図Ⅴ-1　周波数・波長・振幅・位相の違いが意味するものは何か

和音となり唸りを生じる。さらに時間感覚が違ってくる。振幅が違うと小さいものは消失し力を失う。大きいほど強靭なリズムをかもし出す。位相の違いは，強め合うところと弱めるところで，干渉し，それが強すぎると白色光になるそうである。すべては波動の集合体といえる。その例を図Ⅴ-3に示した。

　筆者はかなり昔に原子吸光でリチウムの血中濃度を測定していた。そのときは十分その原理を理解していたか怪しい。その要点はこうである。図

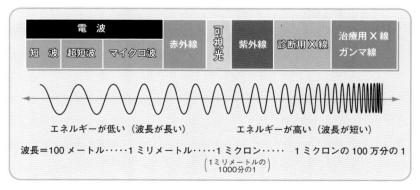

図Ⅴ-2　波長が短いほどエネルギーが高い

```
┌─────────────────────────────────────┐
│           光と色の世界              │
│  原子にある特定の光の周波数の共鳴波を │
│        照射すると発光する           │
│         リチウム：670.8nm           │
├─────────────────────────────────────┤
│           音と和音の世界            │
│     音は特有の周波数で振動している  │
│     ド：392.4Hz    ラ：467.0Hz      │
│     和音は2つの音の比が単純なもの   │
│        ド，ミ，ソ    4：5：6        │
├─────────────────────────────────────┤
│           時間の相対理論            │
│  光の速度（秒速30万km）が一定ならば，│
│        時間も空間もゆがむ           │
└─────────────────────────────────────┘
```

図V-3　光と音と時間の概念

V-4を参照してほしい。熱せられて気化した金属原子は，外殻電子がエネルギーを受け取り，普段の基底状態よりエネルギー準位の高い軌道へと移動する。移動した電子は不安定な状態で，元の軌道に戻ろうとする。こ

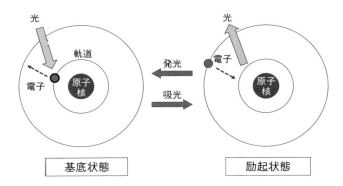

電子は，原子核の周囲の定められた軌道上を周回運動している。核に近い内側の電子軌道はエネルギーが低い。電子が取り得る状態で最低のエネルギー状態を基底状態，それ以外を励起状態という。

図V-4　原子の状態と原子吸光

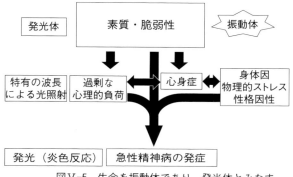
図V-5 生命を振動体であり，発光体とみなす

のとき，2つの状態のエネルギーの差に相当するエネルギーが電磁波として放出され，その波長が可視領域にあるとき，炎色反応を示すのである。

（ポイント）これら特有の発光反応はまさに精神疾患，特に特有の刺激スペクトラムの照射によって発症するカタトニアや非定型精神病の世界を彷彿（ほうふつ）させる。その様子を図V-5に示した。あらゆる疾患に当てはまることではあるが，特に心身相関的な観点で臨床特性をみつめるとまさに振動体が発光すると考えると興味深い。

2．非定型精神病とカタトニアの間にある振動体

結論のひとつであるが，本稿で非定型精神病と対比して注目したカタトニアの世界には，そのすべてが存在していないと考えると納得できる症状がたくさんある。カタトニアは振動体として波長が極端に短くなってほぼ振動していないように見える領域に近づく。そのさきは昏迷である。

図V-6に従って具体的に考えてみよう。カタトニアの世界では時間は存在しているが，それを区切ることができない。時間は流れているが，刻むことがない。時刻がないのだ。楽譜でいえば小節のない古代の聖歌のようである。お経のようでもある。すなわち形而上の世界なのだ。あらゆる

現象には周期があるが，カタトニア内では波長が短くなりすぎてほぼ周期性がなくなっている。だから24時間という1日が存在しない。光を感じても明暗周期がない。だから夜も昼もないので時間にかまわず行動する。夜間でも活発になる。音は聞こえてもまとまった音の集合（曲）を認知できない。振動していなければ色も感じることができない。少しでも振動すると動き出すが，振動がなくなると無動となる。この状態は生命体としては快の世界である。形而上の世界であるから当然でもある。これがカタトニアの恍惚とけいれんする生命を顕している。身体にあらわれる最大の防衛反応ともいえる。

　それに対して非定型精神病の世界には，まだ振動した世界である。時間，光，色，音は確保されている。しかし独特の波長，位相，振幅が存在して高揚病相や低迷病相を呈していると考える。そこには超越した世界が展開する。たとえばオカルトを含む宗教体験，平和を軸にした政治的課題，またスーパースターやSFなどの疑似体験などが次々と出現する。万華鏡になぞらえて考えるとわかりやすい。また心にあらわれる最大の防衛反応と

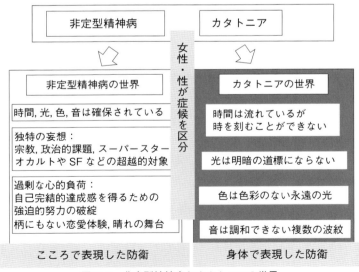

図V-6　非定型精神病とカタトニアの世界

もいえる。

　この2つの間に振動する女性・性が区分けしている，というのが筆者の主張である。

　図V-7には意識水準も加味して非定型精神病とカタトニアの症候の表を作成した。特に時間と音（音色）に主点をおいた。空白のところは正常にあることを示している。

　非定型精神病では時間は存在しているがやはり超越的な時間といえる。主導権が自分にあるかのように操作して行動してしまう。非定型精神病の前駆期の頑固な不眠もこれに相当する。時刻は認知できても自分にとっての時間は別で大胆な行動をとってしまう。カタトニアは時間は永遠である。区切りのない時の流れである。せき止められるものはない。しかしそれを健常者，治療者が治療的介入も含め手を出すと大変である。これが激烈的な興奮や拒絶としてとらえられる。カタトニアの症候ではなく二次的な反応として区別すべきだろう。カタトニアの世界にいれば興奮も拒絶も必要ないのだから。音は音階，和音，リズム，音色などいろいろな側面を持っ

		時間の意味	音階	和音	リズム	音色
▶意識鮮明	健常者	24時間制に同期				
	終末期患者	患者時間				
	心身症					
	内因性精神病					
▶意識変容	非定型精神病	超越的時間	主旋律のみ	倍音のみ	躍動的で壮大	特有の炎色反応
▶意識昏迷	カタトニア	永遠	音階がない	共鳴しない	小節がない	特有の炎色反応

女性・性が時間も音も「区分け」をしている

図V-7　意識水準による時間と音色

ている。まず和音は非定型精神病もカタトニアもない。あるとすれば非定型精神病では倍音の響きは存在する。音階として旋律だけ存在する。カタトニアは共鳴もないので倍音もなく，もちろん音階も存在しない，むしろ必要がない。リズムは特徴的である。カタトニアはすでに述べたように時を刻めないので小節のない楽譜の状態である。非定型精神病はリズムは存在するがやはり超越的で自己支配的でいかにも躍動的で壮大にみえる。音色こそが本章で注目している特有の炎色反応といえる。原子吸光の図Ⅴ-4をあらためて見てほしい。

　（ポイント）意識清明から非定型精神病の背景に想定されている意識変容，そしてカタトニアの昏迷まで図Ⅴ-7には示している。この境目にも女性・性。すなわち月経周期の存在が区分けしていると考えている。意識の変容自体，卵胞期と黄体期の変動に酷似している。

第2節　振動体の集合体としての生命

　生命はさまざまな自立した振動体の集合である。その様子を図V-8に示した。この考え方は概日時計の存在である。光刺激による概日時計中枢である視交叉上核が24時間に同調させていることから始まった。図V-9の細胞内にある酸化還元機構は興味深い。生命体には大きくこの2つの概日時計があるというのだ[V-1]。しかし自立した振動を持つ生体リズムは数多くの振動体が存在している。筆者ですらいくつかの振動体を観察した。

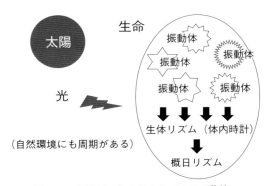

図V-8　振動体の集合体としての生命[V-1]

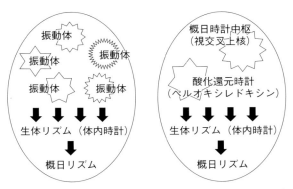

図V-9　生命－振動体は多いほどリズム振動機構は安定する[V-1]

図V-10はラット脳であるが、前頭前野でモノアミンとその代謝産物の日内変動を脳内透析法で測定した。ドパミンとその代謝産物であるDOPACとHVA,セロトニンの代謝産物である5HIAAであるが、図のように明暗周期に同調して24時間周期の生体リズムを形成している。さらに明暗周期をなくしてもそのリズムが保持されていることを示している。

図V-11は内分泌の日内変動である。メラトニンとコルチゾールは早朝にピークがあることが確認された。ここにはないが成長ホルモンも夜間睡眠中に周期的なサージをもつ分泌周期がみられた。プロラクチンは夜間に多く分泌された。甲状腺関連ははっきりしなかった。

（ポイント）この図はもうひとつ重要な所見を示している。それは中抜きの線は黄体期で実践が卵胞期に測定したものである。黄体期が2時間位相が後退していることがわかる。これが黄体期に起床困難になったり眠気の原因になっている可能性が示唆された。

さらに面白いのが図V-12である。これは月経周期の排卵時にみられるLHサージを示している。図でわかるようにLH,FSH,エストロゲンな

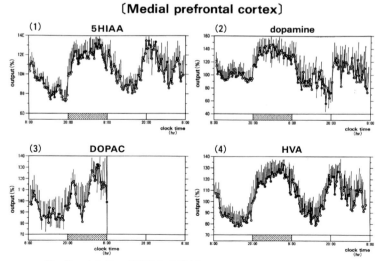

図V-10　ラット脳内のモノアミンの日内変動[V-2]

第V章 振動・波動・周期性の脳科学　97

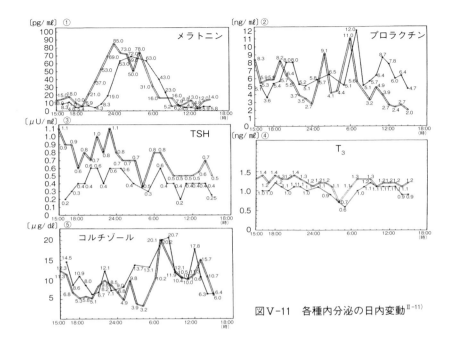

図V-11　各種内分泌の日内変動[II-11]

ど性腺関連ホルモンはパルス状分泌，すなわち振動しながら分泌していることである。振動体自身がミクロ的にもさらに振動している事実である。振動することが強靭な生命力を発揮することの証である。

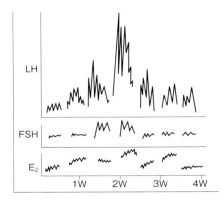

図V-12　月経関連ホルモン（LH, FSH, E_2）のパルス状分泌

第3節　振動体としての月経周期

　すでにⅣ章で女性の体温の日内変動について述べた。ここでもう一度思い出してもらいたいのは女性の体温の日内変動で卵胞期と黄体期の特徴である。ここではわかりやすく卵胞期と黄体期の変動を図Ⅴ-13に示した。ここで理解したいのは、卵胞期の方が、波長が短く振幅が大きいことである。すなわちエネルギー水準が高いのである。それに比べて黄体期は波長が長く振幅も小さい。すなわち卵胞期に比してエネルギー水準が低いことが明白である。排卵を軸にしてその前の卵胞期が比較的元気な時期であること、また黄体期に一致して月経前症候群が発現することと一致している。

　（ポイント）女性・性は卵胞期と黄体期に振幅、周期、位相を自ら変動させているともいえる。これこそ女性・性の振動である。この力が計り知れないンジリアンス力を発揮し、非定型精神病の症候を創り上げている。この月経周期によって自生的に波長の調整を、心身がどのような状態であっても強制的にやってのける。この計り知れない力が非定型精神病とカタトニアの境目にどっかりと鎮座している。

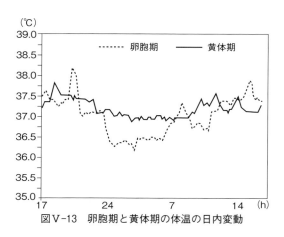

図Ⅴ-13　卵胞期と黄体期の体温の日内変動

そしてこの月経周期は前思春期から閉経まで多くは30年以上繰り返し出現する最強の生体リズムであり生命の振動の証である。排卵2週間後の出血とともに生体のリセットボタンとして作動する。これは大概の心身の環境などものともしない。無月経になっても脳内ではこの振動を失っているわけではないのだ。この強靱な振動が意識変容レベルに保ち，カタトニアに入っていくことを阻止する力があっても不思議ではない。

図V-14は光刺激との関連である。一番上は模式的な卵胞期と黄体期の体温の連続記録である。2つの違ったリズムが明確に理解できる。中央は後退期に一致して精神症状が出現する症例である。卵胞期のリズムは比較的保たれているが，黄体期ではリズムを失っている。すなわち生体リズム，振動の弱い時期は心身のストレスを受けやすいことを示している。波長が

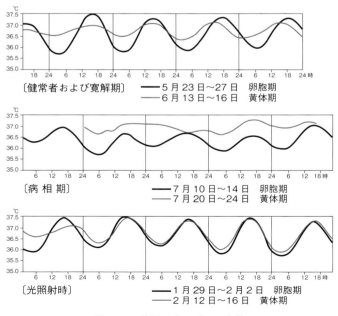

図V-14　体温日内リズムの変動

短い自立した振動をしている方が強いといえる。

　一番下は光刺激を与えた場合である。黄体期も卵胞期と変わらない振幅と周期を示している。このことは光を浴びることで生体リズム，振動は強化されることを示している。

　（ポイント）その一方で光を浴びることで排卵を抑制している可能性がある。月経前症候群でピルを使用するぐらいであれば光照射のほうが良いともいえる。アスリートの無月経は脂肪不足だけではないかもしれない。

第4節　波動と振動の脳科学

　再度生体の示す波動・振動・周期性に話を戻す。概日リズムを構成する波長，振幅，位相の変動により各種の生体リズムを生み出している。図V-15には秒単位から年単位まで分けて記した。まず秒単位では生命維持にもっと関連する自律神経，脳波，1日単位では睡眠-覚醒リズムと神経内分泌リズム，体温リズム，月単位では月経周期，年単位では特定の冬眠，夏眠がある。

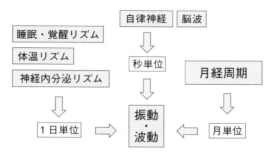

図V-15　概日リズムを構成する波長，振幅，位相の変動により各種生体リズムが生まれる

　症候学的にみるともっとわかりやすい。図V-16には振動，波動の視点から見た症候学である。感情面の波動は一目瞭然である。振動の視点では恍惚と不安，多幸と絶望，誇大と卑屈，多動と無動，拒絶と服従のように

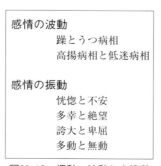

図V-16　振動・波動と症候学

症状の二極性が挙げられる。

　図Ⅴ-17もすでに一度出しているがもう一度ここでみてみる。あらためてみると非定型精神病とカタトニア，そしててんかんと躁うつ病の位置づけがわかりやすい。

```
           症候・極性・周期性

  けいれん性 ⇔ 振動性 ⇔ 波動性 ⇔ 周期性

   EPI   カタトニア  非定型精神病  躁うつ病
```

図Ⅴ-17　非定型精神病・類縁疾患の系譜―その屋台骨

　これに精神病を当てはめるとどうなるだろうか。波動，振動，周期性に注目して精神病の臨床特性と経過から当てはめると図Ⅴ-18のようになる。わかりやすいのは躁うつ病の双極性に変化するのは大きな振動である。てんかんの強直間代性けいれんは細かい波動であり振動である。非定型精神病は高揚病相と低迷病相や症候学か振動が理解できる。カタトニアはけいれんを伴うこと，また昏迷に陥るとこの振動を失っているようにみえる。これらの考えをまとめて非定型精神病とカタトニアの境界線を図示したのが，図Ⅴ-19である。上下に極性を示し，右方向に波動性成分を示した。

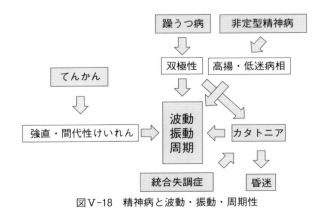

図Ⅴ-18　精神病と波動・振動・周期性

また左方向には振動性成分の強いことを示した。すなわち躁うつ病の波長が短くなると非定型精神病の方に向いている。さらに波動性成分の強い波長の短い領域にカタトニアをおいた。この両者の区分けに波長を自ら調整する能力を持つ月経周期が関わっているとしている。波長が短いカタトニアは病的エネルギーが高く，病的に強靭である。周期が短いため症候学的に短時間の図Ⅴ-17のような二極性を示す。しかし究極に波長が短くなると昏迷に陥ると考えている。

（ポイント）カタトニアは意識が変容しながら，不安と恍惚，多動と無動というように対極する症候が振動するように非常に早く変動する。それに対して非定型精神病の症候は振動というより波動に近くなり，ゆっくりと変動する。その振動，波動を操作する力となっているのが，女性・性ではないかと筆者は考えている。

また脳における情報はシナプスを介する断続的な電気的伝達が基本である。それはあたかもオン・オフの振動でもある。脳波による脳機能活動，てんかん発作にみられる spike and wave も遠く，または近く，非定型精神病の病因を反映しているように思える。

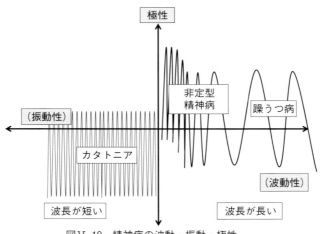

図Ⅴ-19　精神病の波動・振動・極性

第Ⅵ章

てんかんが語る脳内物語

第1節　生命の表出

　非定型精神病とカタトニアを論ずるとき，てんかんを外すわけにはいかない。非定型精神病でも病相期に一致して脳波異常があることが以前より指摘されていた。またカタトニアは神経症状として色濃く器質的異常を疑わせるため脳波異常だけでなく，てんかん自体との鑑別も重要となる。てんかんに伴う精神症状は多彩である。そのなかで周期性もしくは挿話性に非定型精神病像あるいはカタトニア症状を呈する症例に遭遇することがある。

　その代表的なものはてんかんの性格・行動障害として，Geschwind症候群と挿間性精神病として発作間欠期不快気分障害（IDD）である。両者には，感情の制御不能感という，独特の共通点がある。それはてんかんの根底に流れる病態特性を示唆しているように思えるからである。さらにそこに，精神病性の症状が加わると，いわゆる非定型精神病の様相を呈することになる。そこには近年，再注目されているカタトニアの要素が，色濃く包含している。また唐突であるが，月経関連症候群にもその系譜を感じる。感情の制御不能感という，独特の共通点がある。

　図Ⅵ-1はカールバウムの写真と『Die Katatonie oder das Spannungsirresein』（渡辺哲夫訳）の『緊張病』[Ⅲ-2]である。1874年，カールバウムに

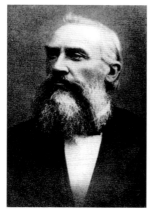
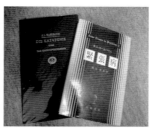

1874年，カールバウムによって発振されたカタトニア問題は，時代と文化に関連しながら今なお，振動し続けている。

図Ⅵ-1　Karl Ludwing Kahlbaum（1828-1899）

よって，発振されたカタトニア問題は，時代と文化に共鳴し，時に翻弄されながら今なお，振動し続けている（我田引水であるが，祈祷性精神病を提示した森田正馬は日本のカールバウムではないかと思う）。

　「カタトニア」を取り囲むようにして存在する，躁うつ病，統合失調症は言うにおよばずだが，てんかん，祈祷性精神症を類縁とし，これを一つの「生命維持の表出」ととらえて，大胆に「脳内―宇宙」の探索に挑戦する。そして私が本書で最も主張したい，自律した疾患としての「非定型精神病」に接近できればと思う。

第2節　カタトニアと心因

　カールバウムが最終的にまとめたカタトニアの概念は次のようであった。循環性に変遷する経過をたどる大脳疾患である。精神症状としてメランコリー，マニー，昏迷，錯乱，最終的に精神荒廃という一連の病像を順次呈する。その際，精神病像全体の中で一つ，あるいはいくつかの病像が欠けることもある。本疾患においては，精神的な諸症状と並んで，けいれんという一般的な特性を伴った運動性神経系における諸現象が本質的な症状と

して出現する。カタトニアの予後はそれがどのような形式であっても決して悪いものではない。

　残念なことにこの概念規定はカールバウムが重視したはずの精神的特性,「恍惚とけんれん」を自ら省略してしまった。これが独立疾患として認められなくなった理由である。再度強調するが,カタトニアの執拗低音（根底）である「熱情的な恍惚症」と「けいれん」の結合と「一定時間の持続」こそが『カタトニア』を分離独立せしめている決定的要因である。この二極性が特に重要である。それはてんかんにおいての強直性と間代性けいれんにも重ね合わせることができる。かつてはうつ病は精神的強直症,躁病を精神的間代症と呼ばれていた。

　あらためてカールバウムの記載した症例をみると,けいれんと恍惚感が症候として記載されている。なかにはヒステリー性の病態とみなされる症例が含まれているカールバウムは原始反応としてのヒステリーと緊張病症候群とは等しい関係にあると捉えている（擬死反射,運動暴発）。

　森田正馬による犬神憑き,憑依,祈祷性精神症（病）の事例に注目すると,その症状特性にカタトニアが主軸にあることがわかる。祈祷性精神症の発病には患者の性格的要因,過剰なストレス状況,時代状況と関連した文化社会的要因が関連していた。

　中安は,カタトニアを偽因性原始反応としてとらえた。状況意味失認のため誤って原始反応が発動したと述べている。身体症状や心理的負荷による拘禁状態によって,本来なら生命防御反応を生じ,運動の暴発から無動,昏迷状態に至ると考えた。

　従来のカタトニア論においては,その疾患としての位置づけが,内因性精神病を中心に考えられており,発症の要因としての心因は不当に看過されてきたといえるだろう。

第3節　祈祷性精神症は非定型精神病かカタトニアか

　森田が犬神憑き，憑依，祈祷性精神症の研究，報告をしたのは1904〜1915年（明治37年から大正4年）である。臨床像は非定型精神病もしくはカタトニアとしてとらえると，その業績は偉大である。ここで森田の言葉を借りてその概念を紹介する。
　「加持祈祷若しくはこれに類似する事情から起こる一種の心因性精神病に対して仮に名づけた名称である。本症は下等社会の無教育者に多く，女性に多い。身体疾患，疲労状態に伴って起こり，または神経症やヒステリィーの上に生じることもあるが，そのような事が認められない場合もある」，「直接の原因は恐怖感動又は予期感動であって，平素憑依，神罰，精神感通の迷信を有するものが偶然これらに関する恐怖すべき事件に遭遇するか，自ら異様なりと思う症状に出会った時，或いは神仏過信や，祈願，また行者の加持祈祷によって発症する」，「本症は錯乱状態，昏迷状態，人格変換等の様式に分かちえる。しかし時々複雑な症状を呈し，衒奇症状，独語，言語錯乱，幻覚，衝動性興奮状態を起こす。経過は短きは1日，長きも数月，多くは数日から数週で治る」とされる。本症は中年女性に多く，教養の低い人に多い。
　臨床特性はまさにカタトニアの症例であったようであるがまず非定型精神病でもある。森田は，定義においては，祈祷性精神症を心因性精神病と位置づけている。そのこだわりとして，祈祷性精神病とせず，祈祷性精神症としているのである。この特徴ある症候から森田が犬神憑き，憑依，祈祷性精神症の研究，報告をした森田の業績は，カールバウムやレオンハルトに並んで，もっと評価されても良いのではないかと思える。さらにこの時代において，これらの症候の背景に，心因が大きな要因としてあると考えたことは，偉大な着目点であったのである。
　祈祷性精神症（病）のように，心因による精神病状態が発現することを考えると，この症例群の背景に，強い「不安・緊張」が存在することが容易に想定できる。

第4節　ゴッホが体験した「永遠の生命」とは

　病跡学では定番であるドストエフスキーとゴッホはてんかんであった。図Ⅵ-2は言わずと知れたヴィンセント・ファン・ゴッホである。この耳を切った自画像にはいろいろな評価がある。非定型精神病およびカタトニアとその類縁疾患に共通するキーワード,「制御不能感」がみえてこないだろうか。ここでゴッホの年譜を簡単に紹介する。

1853年	オランダの牧師の家に生まれる。
1867年（14歳）	ティルブルフの神学校に入学,しかし1年足らずで退学。
1873年（19歳）	聖書を通じて信仰の世界に強い関心を示すようになる。 多くの時間を宗教書を読んで過ごす。
1875年（21歳）	「僕はデッサンをはじめた……」とテオに書簡。
1878年（25歳）	伝道師養成所に通うが,挙動の異様さにて伝道師の任命は得られず。
1888年（35歳）	テオと分かれてアルルに住む。『ひまわり』や『ア

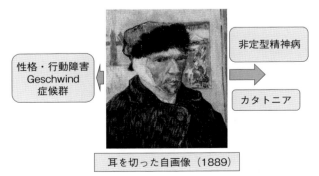

図Ⅵ-2　制御不能感をヴィンセント・ファン・ゴッホにみる

第Ⅵ章　てんかんが語る脳内物語　109

	ルの跳ね橋』などの絵を制作。（古来，西洋ではひまわりは敬虔(けいけん)や博愛の象徴とされていた）
1888年	「私はこれまで4回大きな発作があり，その間は何を言ったか，何をしたか，欲したか覚えていない」と書簡に記す。
1888年	10月23日にはゴーギャンとの共同生活が始まるが，12月23日に激しい興奮にて左耳を切り落す行為におよび，町立病院に入院となる。

　そのときの新聞で報道されたものが記録されている。それが図Ⅵ-3である。急遽パリから駆けつけた弟テオは「しばらくもち直したかなと思う瞬間があると思うと，たちまち哲学か神学めいたわからないことを興奮して口走る」と言っていた。

1889年	サン・レミの精神病院の院長ペイロンは，「ゴッホはてんかん発作を起こしやすい」と記載。
1890年（37歳）7月	パリ郊外でピストル自殺を遂げる。

　ゴッホの精神症状を図Ⅵ-4と5に掲載した[Ⅵ-1)]。

　「僕はまたも……，狂気の状態になりかけているのだ。もし，僕に修道

アルル地方紙『フォロム・レピュブリカン』の報道
（1888年12月30日付け）
先の日曜日午後11時半，オランダ人の画家ヴィンセント・ファン・ゴッホは「娼家」の『一番館』にあらわれ，ラシェルを呼び出すと「これを大事に預かっておいてくれ」と言って……自分の耳を与えた。……この行為の通報を受けた警察は，翌朝男の家に行き，男が死んだようにベッドに横たわっているのを発見した。不幸な男はただちに病院に収容された。

図Ⅵ-3　ゴッホの当時の新聞報道

僕はまたも……，狂気の状態になりかけているのだ。もし，僕に修道僧的でもあり画家的でもあるというような二重人格的要素がなかったら，僕はもうずっと前から，完全に今言ったような状態に陥っていただろう。しかし，その場合でも，僕の狂気に迫害妄想的なものではないと思う。

つまり，興奮状態に陥った場合の僕の感情は，むしろ永遠とか永遠の生命とかを考える方に向かうものだからだ。

（556信 1888年，10月）

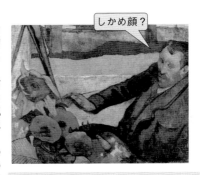

しかめ顔？

ひまわりを描くヴィンセント・ファン・ゴッホ
（ゴーギャン作：アルル滞在時）
—この絵（の顔）をみたゴッホは
『狂気の際の私』であると言ったという—

図Ⅵ-4　ゴッホの精神症状その1

僧的でもあり画家的でもあるというような二重人格的要素がなかったら，僕はもうずっと前から，完全に今言ったような状態に陥っていただろう。しかし，その場合でも，僕の狂気は迫害妄想的なものではないと思う。

　つまり，興奮状態に陥った場合の僕の感情は，むしろ永遠とか永遠の生命とかを考える方に向かうものだからだ」（556信 1888年，10月）

発作の最中は，想像したこと全部が現実のような気がした。
（585信 1889年，4月）
ここにいる患者の一人は僕のように15日間も叫び続けそして話し続ける。廊下の反響が声や言葉のように聞こえるのだ。……

僕の方は同時に目と耳とが悪くなった。

てんかんのはじめのころ，レイ氏が言っていた通りだ。今はショックがあまりにもひどかったので，身を動かすのもいやになる。二度と目が覚めなかったらさぞいいだろう。……まだ，自分の意志らしいものもなく，野心も全然ない。
（592信 1889年，5月）

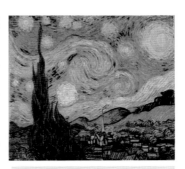

星月夜-糸杉と村（ゴッホ作）
サン・レミ入院ころの作品

背景を微妙に濃淡の違う一色で塗り込めたゴッホの絵画は緊張病的である[Ⅵ-2]

図Ⅵ-5　ゴッホの精神症状その2

「発作の最中は，想像したこと全部が現実のような気がした」(585 信 1889 年，4 月)

「ここにいる患者の一人は僕のように 15 日間も叫び続けそして話し続ける。廊下の反響が声や言葉のように聞こえるのだ。……僕の方は同時に目と耳とが悪くなった。
　てんかんのはじめのころ，レイ氏が言っていた通りだ。今はショックがあまりにもひどかったので，身を動かすのもいやになる。二度と目が覚めなかったらさぞいいだろう。……まだ，自分の意志らしいものもなく，野心も全然ない」(592 信 1889 年，5 月)

第5節　ゴッホはGeschwind症候群か

　てんかん性格，てんかん性格変化と呼ばれる性格特徴は，特に側頭葉てんかんとの関連から述べられてきた。19世紀後半にはその特徴は出つくしたといわれるほど当然のごとく受け取られていた。20世紀半ば〜後半になると，その存在について否定的な見解が相次ぎ，一度は否定されたかのように思われた。

　しかし，Geschwindら[VI-3, 4]によってその性格・行動特徴が見直され再び注目されている。その性格・行動障害はGeschwind症候群と呼ばれており，Klüver-Bucy（クリュバー・ビューシー）症候群の対極に位置するとも言える。ただし，側頭葉てんかんに特異的であるかについては疑問とする見解がある。表VI-1にGeschwind症候群の特徴をまとめた。

1) 神秘的，宗教的，哲学的関心が高い
2) 強迫的，過剰に書く（過剰書字）
3) 粘着的言動と迂遠
4) 怒りや攻撃性が現れやすい
5) 性的欲求の低下まれには同性愛（これがあとで重要となる）
6) 認知の強化

　これらの症候の背景には，「強い不安，恐怖感」の存在があることがわかる。またその対極にあるとされるKlüver-Bucy症候群との対比を表VI-

表VI-1　Geschwind症候群の特徴
- 神秘的，宗教的，哲学的関心が高い
- 強迫的，過剰に書く（過剰書字）
- 粘着的言動と迂遠
- 怒りや攻撃性が現れやすい
- 性的欲求の低下まれには同性愛
- 認知の強化

背景に強い根源的な不安
（生命危急・自己保持の危機）

2に示した。Geschwind症候群は辺縁系のてんかん放電が原因で発作が生じるが，Klüver-Bucy症候群は辺縁系の損傷による。前者の性格や症候の特徴は前述しているが，変形過少（粘着性），情動の過大（怒り，衝動性），認知の強化，性的活動の低下，過剰書字と皮質—辺縁系の過剰結合があるとされる。後者の特徴は変形過多（すべてに好奇心），情動の過小（従順），認知の障害，性的活動の増大などがあるが，これは皮質—辺縁系の離断でありこの対比は非常に脳機能の研究には重要なものである。

それでは実際ゴッホはGeschwind症候群だったのだろうか[VI-5, 6]。検証すると以下のようになる。

1) 20歳前後より宗教に熱中し，常に宗教的禁欲と殉教が中心的テーマであった（神秘的，哲学的，宗教的関心）。

2) テオに宛てた書簡600通以上，1883〜1885年のヌエメンに住んだ2年間で油彩185，素描225，水彩25。1886〜1888年のパリに住んだ2年間では油彩200，素描40，水彩10。晩年の数年間では800の作品を創作している（強迫的，過剰に書く）。

3) 性生活については明らかでないが，娼婦との短期間の同棲はあったが，同じような境遇のもとの関係でしかなかったとの見解があり。また，パリではアルコールに溺れ，同性愛に至ったという。ゴーギャンとの関係もその結果か？（性的欲求の低下）

表VI-2 Geschwind症候群とKlüver-Bucy症候群の比較

Geschwind症候群	Klüver-Bucy症候群
辺縁系のてんかん放電	辺縁系の損傷
変形過少（粘着性）	変形過多（すべてに好奇心）
情動の過大（怒り，衝動性）	情動の過小（従順）
認知の強化	認知の障害
性的活動の低下	性的活動の増大
過剰書字	・・・
皮質—辺縁系の過剰結合	皮質—辺縁系の離断

4）ゴッホは変わり者とみられており，伝道師会からは「いらいらしているようで興奮状態にあるので，連れ帰って欲しい」との依頼で父親が迎えにいくなど　しばしば怒り，攻撃性がみられた（怒りや攻撃性）。

　以上よりかなりの特徴が Geschwind 症候群に当てはまることになる。

　ゴッホの数ある絵の中に「ひまわり」がある。そこにはゴッホの強迫性と粘着性が表れている。1886〜1889年までに12点もの「ひまわり」を描いた。12という数字にこだわり，アトリエに12脚の椅子を購入。パネルも12枚発注。「ひまわり」の本数は12本が多い。

第6節　制御不能感を共有する PMDD, IDD

　月経関連症候群の代表である月経前症候群（premenstrual tension syndrome : PMS）と月経前不快気分障害（premenstrual dysphoric disorder : PMDD）がある。
　PMS/PMDD をまとめて表Ⅵ-3 に示した。このなかで最も重要なのはやはり制御不能感である。
　一方，Blumer ら[Ⅵ-7〜9]は Bear-Fedio 質問票[Ⅵ-10]をもとに，側頭葉てんかんの行動特性を検討し，その中から"挿間性の著しい障害"として『発作間欠期不快気分障害（interictal dysphoric disorder : IDD）（IDD)』を抽出した。IDD は数時間〜数週間にわたる著しい不機嫌，不安，不眠，衝動性などの気分変調をみるものであるが，その症状は月経前不快気分障害（PMDD）に類似していることは非常に興味深い。
　PMDD と IDD の類似性を表Ⅵ-4 にまとめて示した。ここで Blumer らの IDD 症例（No.8）を紹介する。

表Ⅵ-3　PMS/PMDD（Primarily mood and physical symptoms）。
PMDD は PMS の約 2〜8%に認められる
[DSM-Ⅳによる診断基準の骨子]

```
過去1年間のほとんどの月経周期に発現する
（黄体期に発現/卵胞期に消失）

主軸症状                    副次症状
・著明な抑うつ感              ・興味喪失
・不安，緊張感                ・集中困難
・情緒不安定                  ・倦怠感
・易怒性といらいら感          ・食欲（過食）の変化
                              ・睡眠障害（過眠）
行動面                        ・制御不能感
・仕事，社会活動，人間関係    ・身体症状（各種疼痛など）
  に深刻な影響
```

表Ⅵ-4　PMDDとIDDの類似性

発作間欠期不快気分障害 (IDD) (Blumer, et al)	月経前不快気分障害 (PMDD)(DSM-Ⅳ, 1994)
・抑うつ気分 ・無気力 ・易刺激性 ・痛み ・不眠 ・恐怖 ・不安感 ・多幸感 ➢（一過性） 幻覚，妄想，奇異な行動，パラノイア	・抑うつ気分 ・無気力，集中困難 ・焦燥感，情緒不安定 ・痛み（頭痛，関節痛， 　乳房痛） ・倦怠感 ・不眠または過眠 ・不安感，緊張感 ・過食，食欲の変化 ・制御不能感

IDD：interictal dysphoric disorder
PMDD：premenstrual dysphoric disorder

無職・女性，12歳

　頭部外傷1週間後より発作がはじまった。服薬を開始したが，じっと動かずにいたり，泣いたかと思うと笑ったりをくり返すなどの奇妙な様子がみられるようになったため，脳波・ビデオ記録を行ったところ，数回の発作が捕捉され，その後に支離滅裂，幻覚を呈し，発作後精神症状であることが確認された。右側頭葉切除術が施行されたが，その3週間後より再び精神症状が出現した。長い間動きが乏しく固まる状況や支離滅裂な言葉，他者への暴力などのカタトニア症状，予期せぬ暴発的言動であった。抗てんかん薬は術後4年で終了したが，その後，2～3ヵ月の間に2回の入院が精神症状のため必要であった。この際，ECTが著効したが，改善は短期間に留まったという。その後も症状をくり返していたが，術後8年たった，46歳のとき彼女の激しい精神症状は月経前に出現していたことが判明した[Ⅵ-8]。

　BlumerらのIDD症例にみる不快気分とカタトニアについて図Ⅵ-6にまとめた。この症例はIDDにPMDDが重なりカタトニアを伴う精神症状が認められている。このなかで非定型精神病の位置づけに挑戦した。非定

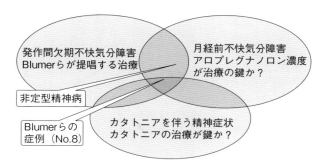

図Ⅵ-6　BlumerらのIDD症例にみる不快気分とカタトニア

型精神病の臨床からIDDとPMDDの要素を抽出することができる。このことは病因論においても重要な視点である。

ここでIDDの臨床経過とその治療を図Ⅵ-7と8にまとめて示した。てんかん発症2年以後で，1：抑うつ気分，2：易刺激性，3：無気力，4：不安，5：恐怖，6：疼痛，7：不眠，8：多幸感の症状のうち，3つ以上でIDDと診断される。発作が減少すると交代性精神病と重複する。また10年以上たって精神病性の症状が加わってくると発作間欠期精神病となる。

IDDの治療は以下のようである。

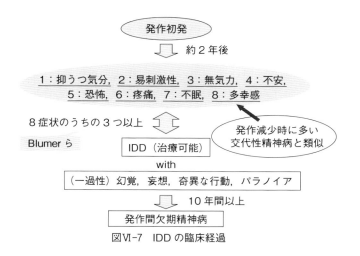

図Ⅵ-7　IDDの臨床経過

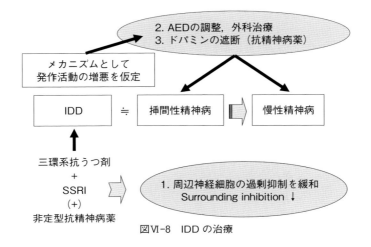

図VI-8 IDDの治療

1. 周辺神経細胞の過剰抑制の緩和という観点から抗うつ薬と非定型抗精神病薬を使用する。
2. 発作活動の増悪を想定して，抗てんかん薬の調整や外科治療を考える。
3. ドパミンを遮断（抗精神病薬）することも症状発現の背景を考えて使用する。

　以上のことからもてんかんとカタトニアは臨床症候からも最も隣接していることがわかるが，そのほかの根拠を列挙してみると以下のようである。
1）ドパミン（てんかん発作に対しては抑制的作用）を遮断する抗精神病薬は悪性症候群を誘発するが，これは発熱，自律神経失調を呈する悪性カタトニアが薬物により誘発されたものと解釈できる。抗ドパミン作用をもつ薬剤はカタトニアを悪化させる。同じく，てんかん発作閾値を低下させる。
2）ベンゾジアゼピン系薬剤（BZP系剤）はてんかん発作の治療に用いられるが，同じくカタトニアの治療においてもBZP系剤が推奨されている。とくに強力なGABAA作動薬であるロラゼパムが用いられる。カタトニア患者の大脳皮質ではGABAA受容体が減っているとの報

告がある。
3) てんかん発作にみる常同性行為，ジストニア症状，複雑な精神運動症状はカタトニアの症状に類似している。
4) 非けいれん性てんかん重延状態の患者では カタトニア症状がみられる。

＜ spike & wave　stupor ＞

　Status の持続期間はさまざまだが，せいぜい数日以内。症状は意識障害を明らかに認める場合や精神医学的昏迷や興奮，mental dullness と表現されるものなど多彩。Status 期間中は発動性減退，無表情，常同行動などのほか，昏迷，妄想様の発言などをみる。

5) 非けいれん性てんかん重延は，時に全身けいれんにて終焉する。
6) カタトニア症状の改善には ECT が有効である。ETC は GABAA 系を増強するといわれている。

第7節　カタトニアとてんかん

　カタトニアとてんかんの系譜については第Ⅲ章の図Ⅲ-3で一度紹介した。図Ⅵ-9ではさらに大胆な私案である。単一精神病のごとく統合失調症と気分障害またてんかんを三層構造の脳内に分布させてみた。右の気分障害では中核症状の抑うつ気分は辺縁系に不安，緊張はより生命維持装置のより脳幹に近いところに位置づけた。また残遺症状としての「生きがいの喪失感，億劫感」は大脳皮質においた。統合失調症の陽性症状は，異論もあるが大脳皮質に，またPPDは辺縁系に位置づけた。てんかんはこれも異論のあるところだが，意識の消失とけいれん疾患を軸にして脳幹のところにおいた。ではカタトニアはどうだろうか。生命危機に瀕した自己防御反応と考えるとやはり脳幹のところに位置づけするのが妥当だろう。

　その上の心因から内因，外因性を乗せたのが図Ⅵ-10である。外側の心因は正常心理範囲の心理的負荷の意味である。脳幹に近いところの心因は，

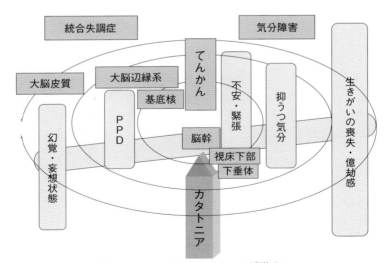

図Ⅵ-9　カタトニアとてんかんの系譜その1

不随意に認知してしまう切迫した心因である。この切迫した実態の不明な強烈な不安がカタトニアの本体と関連しているように思える。

　渡辺の言葉を借りると，カールバウムはその卓越した観察力から，「カタトニア」を発作性の生命様態の一つとしてとらえ，定型性狂気から分離，独立せしめたが，そこに悩める人間の一特質として「生命の恍惚」を目撃していた。「けいれんする生命」なる言葉は，彼が「カタトニア」をてんかんと近縁のものとして直感的にとらえていたからにほかならない。近代のてんかん学からみれば「けいれんする生命」が包含する概念に違和感を覚える向きもあるかもしれない。しかし，精神科医の興味が「てんかん」から離れつつある今日，彼の偉業から精神科医が学ぶことは大きい。それはてんかん学における精神医学のあり方についてである。この章をまとめると以下のようである。

1. カタトニアが主に運動症状群を示すのは，生命危機に遭遇したと認知した動物脳から生じる，究極で壮絶な原始防衛反応であるからではないか。

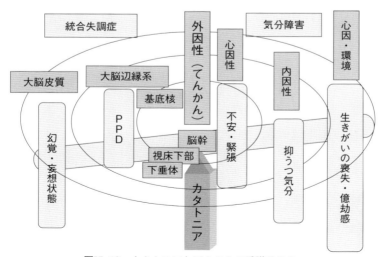

図Ⅵ-10　カタトニアとてんかんの系譜その2

2. そのために心身は性を超え，時間を超越する。そして静と動の間を振動しながら，解脱，万能，熱情的な恍惚に満ちた脳内宇宙の世界に突入する。
3. 換言した『けいれんする生命』の「けいれん」と「てんかん」は一致するものではない。しかし症候的な類縁性によって「てんかんが語ってくれるカタトニア」は，あらたに脳内探求に神秘的なエネルギーを与えてくれる。

第Ⅶ章

非定型精神病を見極める

　ここまで筆者の主張する典型的な非定型精神病を紹介してきたが，ここで少しそれが揺らぐような話をする。非定型精神病を見極めるには避けて通れない課題である。非定型精神病者の生き方には特徴がある。すでに述べているが，ここでもう一度整理しておく。
・勝気
・熱中型（強迫的な努力）
・自己完結型生きがいの追及
・段取り重視
・大人しい，控えめ
→　規範性志向と超越志向性の相克
　以上の傾向は非定型精神病者を実にうまく言い当てている。
　ところがである。なかにはあくまで表面的であるが，外向的で積極的，いわゆる循環気質のようなタイプが非定型精神病を発症することがある。やはりよく聞くと典型例の生き方に近いものを持っていることが多いのではあるが，表現型としては違っている。このあたりはもともと非定型精神病者の発病前は社会適応性が良いと表現していることに通じるのだと思う。この点についても本章で見極めていく。

第1節　柄でもないが，自我構造に注目

　自我の発達については筆者は全くの素人である。直感的に考えてきた。先日病理学者の広沢正孝先生の発達障害の本『こころの構造からみた精神病理』[Ⅶ-1)]に出会い，そこは私の考えていたことと多分同じようなことが書かれていた。広沢先生はこの領域の第一人者であるので，私の考えなど素人の発想である。でも偶然に酷似していたので，本書でこの件について論じるのには広沢先生の許可が必要と思い，先日お話しさせていただいた。図表などは全て中山のオリジナルである。ちなみに良いか悪いかは別として本書で参考にした主な書物は，この『こころの構造からみた精神病理』と中安信夫先生の「状況意味失認」という画期的な概念を見出した『統合失調症の病態心理　要節：状況意味失認－内因性反応節』[Ⅱ-1)]とさらに市橋秀夫先生の『経過と予後　分裂病の精神病理と治療7』[Ⅶ-2)]の3冊である。でも十分に読みこなしたわけではない。筆者のまさに妄想の世界といわれるかもしれないが，私の40年以上の臨床体験からの事実から見える真実を信じて記述している。少しでも参考になればと期待している。

　私の考えは広沢先生に比して非常に極端である。その理由は図Ⅶ-1に表れている。自我構造を以下のように考えている。

1．アイコン型自我

　あまり良いネーミングとはいえないが，この時代にはわかりやすいのでそうした。これはさまざまな目的別のアプリが整然と並んでいる。ひとつのアプリが作動するとそのほかの状況など関係なく突っ走っていく。その選ばれた目的行動は的確で行動的である。感情や状況に振り回されることはない。広沢先生はそれを「曼荼羅」と呼んでいる。これは言わずと知れた自閉症スペクトラム障害（autism spectrum disorder：ASD）である。

第Ⅶ章　非定型精神病を見極める　　125

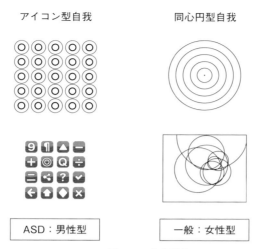

図Ⅶ-1　自我構造

筆者はこれを男性型と断言する。生物学的分類ではない。

　ここでわかりやすいので，ASD に時に見られるカタトニア症状について述べる。図Ⅶ-2 を参照してほしい。アイコン型自我を持つ ASD は目的がはっきりしていると機嫌よく，また高水準の結果を得ることができる。

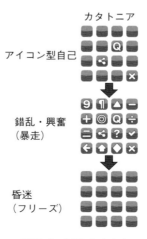

図Ⅶ-2　ASD とカタトニア

しかし多くの課題を与えられたり，急な変更など状況に対応する力がない。何とかしようとして多数のアプリが同時に作動してしまう。結局暴走してしまう。錯乱・興奮状態となり，結果としてフリーズしてしまう。要するに昏迷状態である。

2．同心円型自我

　これは広沢先生と同じである。感情，状況，対人関係などに配慮しながら構成された自我である。これを女性型とする。ひとはこのどちらかというわけではない。成熟するとこの2つの成分がバランスよく，または偏って自我が構成される。しかしひとはまずアイコン型自我から発達していくことは同意いただけると思う。同心円型自我の形成に必要なのは，環境，教育，対人接触，社会的体験などである。アイコン型自我はこれらの体験が苦手なため自生的にも悪循環となり，同心円型自我の形成が遅れやすい。

第2節　非定型精神病には男性型と女性型がある

　アイコン型自我を男性型とし，同心円型自我を女性型としたのには大きな理由がある。発症時の臨床的特性と予後は大きく2つにわかれる。この場に及んで非定型精神病をタイプ分けするのは腰の引ける話であるが，あくまで説明する関係上，便宜上である。表Ⅶ-1をみてほしい。

　タイプ1はまさに急性精神病である。今まで述べてきたような非定型精神病の前駆症状，前兆などは観察されない。病前性格も社交的，外向的で明るい。社会適応性も十分である。すなわち本章のはじめに書いた非定型精神病者を的確に表す性格，生き方とは少なくとも表面的には程遠い。すなわち双極性障害に隣接したものである。これを女性型と呼ぶ。このような症例は自己免疫疾患など背景に器質的疾患を持たない。すなわち機能的なレベルの疾患で，あえて筆者が主張する非定型精神病に入れる必要はない。しかしカタトニアがカタトニア症候群と緊張病と分けることが歴史的にできなかったように，あえてこのタイプの非定型精神病の存在も強く主張したい。

表Ⅶ-1　非定型精神病の2つのタイプ

タイプ1：急性精神病型
　病前性格：外交的，循環気質に近い
　　　　　双極性障害に隣接

タイプ2：次亜急性精神病型
　病前性格：対人恐怖的な過敏性，相手の含意を察知する能力に欠ける
　（ASDに類似）
　　　　　統合失調症，てんかん，自閉症に隣接

ASD：autism spectrum disorder：自閉症スペクトラム障害

タイプ2は初発の場合，次亜急性精神病として発症する。これが筆者の主張する典型的な非定型精神病である。前述の勝気，熱中型（強迫的な努力），自己完結型生きがいの追及，段取り重視，大人しい，控えめのほか，ここでは対人恐怖的な過敏性，相手の含意を察知する能力に欠ける点を追加している。これは統合失調症，てんかん，ASDに隣接している。これを男性型と呼ぶ。この症例は自己免疫疾患を軸とした身体疾患を背景に持つ。これは何度も述べているが，機能的でなく神経症状（器質的障害：種の存在）として独立した疾患として存在するものである。

　矛盾し面白いのは，筆者の主張する非定型精神病は女性特有である。にもかかわらず<u>男性型の自我をもっている女性に典型例は発症するという事実である。</u>

　話を自我構造との関係に戻し，それを図Ⅶ-3に表した。ここではアイコン型自我と司心円状自我の間に女性・性を位置づけている。重要な視点

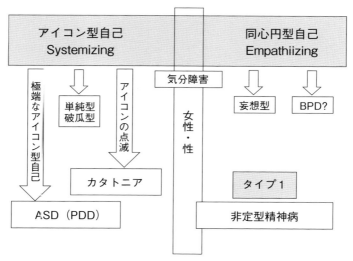

図Ⅶ-3　自我構造と非定型精神病（その1）

である。すでにアイコン型自我から ASD とカタトニアが発症するメカニズムは記載した。また双極性障害に隣接したタイプ1の非定型精神病が同心円型自我を基盤にしていることも述べた。要するにこの境界線に女性・性，これは月経周期を意味している。アイコン型自我を持っていても月経周期は状況にかかわらずリセットされる。まさにコンピュータが固まったとき（カタトニア）リセットボタンを押すことで解凍するに似ている。月経周期はそのような魔術的能力を持っているのだ。

図Ⅶ-4 にあるようにアイコン型自我からタイプ2の非定型精神病が伸びている。これが典型的非定型精神病である。ここでは女性・性すなわち月経周期のリセットボタンを有しているので，非定型精神病がカタトニア症状に至らないことを意味している。

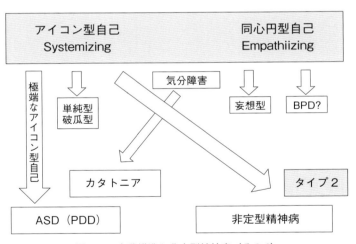

図Ⅶ-4　自我構造と非定型精神病（その2）

第3節　非定型精神病者が示すアール・ブリュット
　　　　―非定型精神病からカタトニアへ

　非定型精神病者は高揚病相においては特に，あふれ出るものを留めておくことができないことがある。それは絵であったり，文章であったり，言葉であったりする。これはまさに生の芸術，アール・ブリュットの領域である。図Ⅶ-5のアイコン型自我と同心円型自我を表現しているように見える。左の絵は低迷病相でカタトニックな状態のときに描かれたものである。それが緩和され落ち着いてきたとき，もしくはやや高揚病相のときの絵である。まさに右の絵をみると同心円型自我を表しているようにみえる。

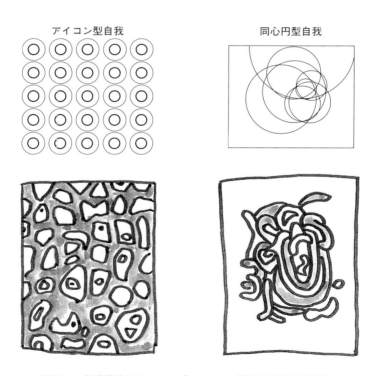

図Ⅶ-5　自我構造とアール・ブリュット（巻頭の写真を参照）

図Ⅶ-6 は継時的変化を示している。右部の中央はほぼ寛解状態の絵である。それが矢印のように変化していった。まずアイコン型自我が優勢となり低迷病相となった。そのあと同心円型自我の様相を示しているが高揚病相の時期である。その後，絵としては理解しにくいがよく見ると単にめちゃくちゃでもない。その後，左上のような絵に変化した。最後の絵が万能感，高揚感に浸った非定型精神病の世界を表しているように思える。

　重要なことを追加しておく必要がある。この絵を描いた症例は同一症例である。非定型精神病の典型例ではカタトニアは生じないと何度も述べている。しかしこの症例はどうか。実は40年以上経過を見ている間に高齢化し，もちろん閉経している。遅発性カタトニアの記述はすでにした。本症例は遅発性カタトニアではないが，高齢になってカタトニックな要素が出てきた。絵に克明に表れている。

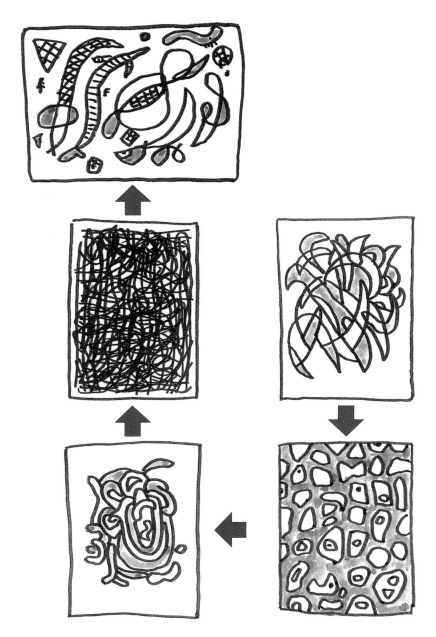

図Ⅵ-6　非定型精神病とアール・ブリュット（巻頭の写真を参照）

第4節　高齢の非定型精神病

　紛らわしいが高齢になってから初発で発症することがある。推測であるが，機能性と神経症状としての非定型精神病とわかるので症例を提示してみる。

　症例1　70歳女性　既婚
主訴：手を使わなくても物を動かせる
経過：非常に裕福な家庭であるが，突如莫大な借金を抱えることになった。財産の多くを処分することになったが，その対応中に発症。不眠，高揚気分から自分が万能な力を神から与えられた。悪いものも良いものも直感的にわかる。霊媒師，祈祷師としての能力を得たという体験をした。救急で入院し，高揚病相は継続したが1ヵ月ほどで回復した。病前性格は循環気質である。器質的背景はなく多形成の非定型精神病の色彩を十分に示しているが，機能性のものと診断した。

　症例2　66歳女性　未婚
主訴：万能感
経過：仕事上の度重なるミスで現場より下ろされる。自分の能力を信じてもらえないと姿を消す。霊的体験まではいかないがそれに近い症状を一過性に示した。病識は生まれなかったが1ヵ月で退院。境界性パーソナリティ障害の疑いがある。器質的要素はない。精神病性症状を伴う双極性障害であるが，境界性パーソナリティ障害の影響が大きく演技的で本質が見えにくい。機能的範疇と思われる。

　症例3　72歳女性　未婚
主訴：魔女になった

経過：専門職で大きな成果を上げてきたが，最近失速していた。馬鹿げた努力と思えるほど仕事に没頭した。結果自分は魔女になった。全てがわかるし何でもできる。2ヵ月で回復。アイコン型自我である。甲状腺機能低下症を持つ。能力の高さでカバーしてきたがそれが叶わず，寝食を忘れて仕事に没頭した結果であった。どこかに万能感が常に隠されている。本症例は典型的な非定型精神病のひとつである。

　このような症例においても薬物は無効，自然寛解である。このような症例は予後が良い。そのぶん再発しやすい。病識が生まれにくいことも一因である。

第5節　非定型精神病の核は何だ

　遂に核心のテーマだ。本章で紹介したアイコン型自我が典型例であるので，そこから話をはじめ，筆者が主張する女性特有の非定型精神病を浮き彫りにする。そこに流れる非定型精神病の根底にある核となるキーワードを抽出することができるか挑戦だ。

> 第一段階：ひとはまずアイコン型自我から芽生える

　ひとは一つずつアプリをダウンロードして目的に特化したそのアイコンを得る。食欲や排泄，本能的な行為も親にアピールする必要があるからだ。だんだんと目的別アイコンが備わっていくが，同時に同心円型自我も芽生えてくる。しかしアイコン型自我の強い場合，状況に応じた対応を必要とする世界は恐怖である。この恐怖は成長とともに強くなる。

> 第二段階：恐怖回避は寡黙が有効

　この恐怖は一生つきまとうものである。うまくなじめないと過剰な慢性のストレスになるのは当然である。それは悪循環的に同心円型自我の発達を抑制する。

　その簡単な対処法は寡黙でいることである。もともと言葉を駆使する能力はかなり同心円型自我が必要である。未熟であるが，黙っていることは実に便利な防衛機制である。大人社会的にもよくある現象である。そんなレベルでなく何にも喋らない，表情も変えないすさまじい迫力をもった寡黙状態である。これは前思春期まで続く。

> 第三段階：寡黙はカタトニアの入り口

　初経を迎えるまでは基本的に男女の差はない。前思春期周期精神病の主症状がカタトニアであるように，男児にも同様の症例はある。それ以後も

男性はカタトニア症状に展開しやすい。男性例のなかには統合失調症を発症するものもいる。統合失調症の好発年齢を図Ⅶ-7に示した。男性のほうが3歳以上はやく統合失調症を発症する。女性は思春期，青年期よりも閉経後の遅発性統合失調症，晩発性統合失調症が象徴的である。統合失調症においても月経周期は発症抑制作用を有しているように見える。また強迫障害の発症も何らかの意味を示しているように思う。

　本書では典型的な前思春期から思春期以降期に一致して発症した貴重な症例を提示した。基礎体温では二相性を示しているが，初経を迎えていない，臨床症状は周期的なカタトニア症状であった。初経を迎えて寛解した。実にたくさんのヒントを与えてくれた症例である。初経を迎えるとカタトニア症状を呈しにくくなる。

第四段階：月経周期を獲得することの意義

　月経周期はあくまで生物学的基盤に基づいたものである。心理的影響がないわけではないが，本人の意思とは無関係に発現する。もともと寡黙を切り札にしていた子も月経周期に卵胞期の今まで体験したことのない開放感を得る。排卵を境に黄体期になると心身ともに抑制された状況を知る。

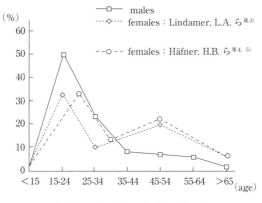

図Ⅶ-7　統合失調症の好発年齢

今までにない気分の変動である。根本的な恐怖感が解決したわけではないのに，それすらも少し和らぐ体験はアイコン型自我の子には理論的解決のないこともあることを知る。この時期本格的な双極性障害を発症することもある。排卵というひとにとって一大イベントは，時に心理反応，精神症状を超える力を発揮することもある。コンピューターのリセットボタンのごとくである。ネガティブな体験がほとんどであったが，意に反してそれなりの評価を受けることがある。嬉しい反面ストレスにもなる。このあたりから中安のいう「状況意味失認」が起こり始める。周りの状況や自分の能力が冷静に捉えられなくなり始める。

本来双極性障害の病前性格は循環気質であるが，このような症例はむしろ執着的ではあるが自閉症的要素をもった性格が認められる。

とにかく心理的要素を超える理屈抜きの月経周期の存在が，症状形成やレジリアンスにかかわっているのである。

第五段階：強迫・段取り・拘りが行き過ぎた努力を生む

たまに受ける高い評価は大いなる快感である。この評価を得るもしくは保持するために強迫的な努力をする。行き過ぎて馬鹿げた努力とも言わざるを得ない状況になる。それには段取りがある。客観的には効率の悪い段取りであるが，本人にとっては独特の拘りのための確認作業にもなっている。これをさえぎってはいけない。

以前のように寡黙で消極的な生活に比して，ある面をみると積極的でマイペースな生活をするようになっている。そのため，時には市橋の表現を借りると予期せぬ晴れ舞台や柄でもない[Ⅲ-1]恋愛などを経験する可能性がある。このような体験は状況意味失認を確実のものにしてしまう。馬鹿げた努力はいわゆる「自我の肥大化」を進行させていく。そのためには寝食を忘れる。疲労衰弱は認知できない。今まで体験のない自己愛を満足させる快感の世界である。客観的には「拒絶」状態となる。まわりからのアドバイスや介入は一切受け入れない。自己完結的な目標設定から実は他評価

を意識し始めている。相変わらず月経周期はリセットボタンとして作動する。

第六段階：月経周期がオーバーヒートする

このような症例には排卵困難症，月経前症候群，多嚢性卵巣症候群を発症しやすい。この場に及んで症候群という表記は気になるが筆者の力量不足である。排卵から黄体期の約2週間はイライラ感がひどく，もともと周りに対して協調性のない拒絶的と思われている症例がいわゆる易怒性や抑うつ，各種身体疼痛を示すようになる。まさにリセットボタンとして有用だった月経周期がオーバーヒートしたようにみえる。

この時期は元来の寡黙，自閉によって苦痛を避けることになる。馬鹿げた努力はできなくなる。本来のある意味得意な生活様式でもある。しかし月経を迎えることで急激に晴れ渡った世界が訪れる。この極端な二相性の時間変動体験は強迫的な努力に拍車をかける。しかし1ヵ月のうち活動期は2週間となり，今までのような成果は上がらなくなる。

第七段階：日常的な出来事が自己破たんを招く

日常的とはいっても成人にとって大きなイベントは就職と結婚である。誰にとってもストレスの伴う出来事である。非定型精神病例では，この社会性を求められるようなことが大きなストレスとなる。これもある意味状況意味失認である。

肥大しきった自我と成果が伴わない現実は，結局自己破たんとなる。

第八段階：神がかった万能感の世界へ

自己破たんは免れなければならない。そこに訪れるのがスピチュアルな世界である。図Ⅶ-8に表したように横軸に自我を，縦軸に魂，霊を意味するスピリチュアルな方向を示した。横軸の努力は馬鹿げたといわれるぐらい努力している。肥大化し仮想の自我形成まで至っている。この横軸が

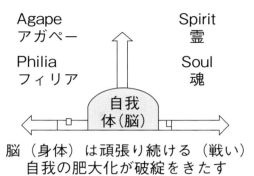

図Ⅶ-8　いかに治療するか

破たんしたのだ。その結果，縦軸に救いを求めるようになる。与えられた命，身体に宿る魂，そして霊的存在としてのひとは平等である。万能の神を感じ取り超能力的に何でもできるという世界に入り込んでいく。

これが非定型精神病の世界である。ここで症例の絵を見直していただきたい。少しは納得していただけるのではないか。

このような発症仮説，症状形成には月経周期が必須となる。だから筆者の主張する非定型精神病は女性特有の独立疾患なのである。男性は月経周期のようなリセットボタンを持たず，体験もできないので自己破たん後はカタトニアの世界に突入して仮の防衛を果たすのである。

この時点で非定型精神病が女性特有で，男性にはありえないという筆者のコアな主張を述べるのはいかにも尻つぼみである。でもこんなものである。

第Ⅷ章

独立疾患「非定型精神病」と「カタトニア」
カールバウム症例を通して証明する

　本書の名称は「非定型精神病」と「カタトニア」である。要するにこの2つは独立した疾患であることを証明することが目標である。第Ⅶ章までその挑戦をしてきたが，カタトニアの記載が少なく，非定型精神病が独り歩きしている感がある。

　本章では1874年，カールバウムが定型狂気から26症例を通して分離した「カタトニア」に対して，修正を加え「非定型精神病」と「カタトニア」の自立，独立性を証明する。なおカールバウムの「カタトニア」の翻訳は渡辺哲夫先生の『緊張病』[Ⅲ-2]が秀逸である。これはドイツ語を直接訳したもので，それ以前は1度英訳されたものを和訳していた。許可を得て和訳されたカールバウム症例を，僣越であるが筆者の提案する「カタトニア」と「非定型精神病」に照らし合わせて検討したい。

　まず，はじめに結果ありきでその独立性の要点を示し，その視点で各症例を見直すことにある。

第Ⅷ章　独立疾患「非定型精神病」と「カタトニア」

第1節　非定型精神病とカタトニアの分離点

　カタトニアの症候学は他章ですでに記載しているので詳しくは述べないが，現在提唱されているのは，無動，無言，さまざまな常同行為，拒絶，昏迷などである。そのなかで病因と深く関連性を疑わせる「けいれん」という運動性神経症状が剥がれ落ちている。またカールバウムはもうひとつ重要なキーワードとして「熱情的な恍惚症」を挙げた。これはもちろん排除されている。これは他章でも述べた。しかしこの2点の扱いが2疾患の分離点となるため，僭越ながら修正することを主張したいのである。

1．カタトニア

　しかめっ面，とがり口，眼瞼けいれん，筋肉性の諸症状，類てんかん性発作など「けいれん」という運動性神経症状がカタトニアの根底にある。その上に無動，無言，常同行為，昏迷などがある。要するに非定型精神病にはこの運動性神経症状がないのである。この点で鑑別される。もう一つは男性優位の疾患である。
　なかには宗教体験を持つこともある。その場合でも躁的興奮には陥らず，むしろ抑うつ的で低迷病相と考える。
　注意すべき点はアイコン型自我タイプの症例はより統合失調症との鑑別が重要となる。

2．非定型精神病

　「熱情的な恍惚症」は非定型精神病で外在化する。多弁，多動，宗教体験，万能感などはまさに恍惚感を味わっている状態である。「晴れの舞台」，「スーパースター体験」，「恋愛」がそれを引き出し増強する。この自己の

体験が「高揚病相」を形成し情緒的不安定を形成する。そして<u>女性特有の疾患で</u>あることである。大事なもう一つのポイントはあくまで女性・性周期を有している時期のみの現象である。初経前や閉経後ではカタトニアを呈することはまれではない。前思春期周期性精神病と遅発性カタトニアがその代表である。

　この「熱情的な恍惚症」は<u>カタトニアでは内在化</u>している。無動，無言，常同行為自体も内的には快の世界である。なかには宗教体験を示すこともあるが，あくまで熱情的ではない。ここがカールバウムの考え方と違うところである。カールバウムは「けいれん」と「熱情的な恍惚症」の両方をカタトニアの特徴とした。不運なことにこの2つのキーワードは外され，カタトニア症候群になってしまった。

　簡単に言うとカタトニアは「けいれん」，非定型精神病は「熱情的な恍惚症」が主軸で背骨となる。ここが鑑別のポイントである。

3．カタトニアとカタトニア症候群

　真のカタトニアの存在については議論の決着はついていない。しかし筆者はバウラウコフの挿話性緊張病が，緊張病の主格だと考えている。非常にてんかんに接近した病因を持つ神経症状である。

　カタトニア症候群は内因性，身体因性，心因性精神障害にともなって発現する。この鑑別は基礎疾患の診断が十分なされていれば，それほど困難ではない。この場合も「けいれん」や常同症状などは目立たない。無言，無動，亜昏迷などがみられる。

第2節　カールバウム症例を裸にする

　渡辺哲夫先生の『緊張病』は，カールバウムが詳細に観察した臨床経過の記述をドイツ語から日本語へ忠実に翻訳されたものである。僭越ではあるがここではその要点をあらためてまとめさせていただいた。それを筆者が行うと自分の提案する定義に近づけさせようとする意識が働く可能性がある。そこでわが医局の精神薬理班に所属する小高文聡君に手伝ってもらうことにした。彼は筆者の提案する非定型精神病とカタトニアの定義は全く知らない。あくまで渡辺先生の翻訳の文章をわかりやすくまとめただけである。

　まずカールバウム症例は 26 例であるが，うち 19 例が男性である。これは筆者のカタトニアは男性のものであり，女性は発症しにくいという主張と一致する。

症例 1　27 歳　男性

　生活歴：公立学校卒業後，1 年半職人として働いた。教員資格試験に合格後，村立学校の教師として 4 年間勤務していた。

　現病歴：初期に被圧迫感を自覚していた。時に激しく興奮することがあり，直後に極端に陰気な感情状態に移行した。易刺激的で，生徒に対し不公平な態度を示したことでしばしば教育委員会より戒告を受けた。その後，メランコリー性気分が強まり，鈍感さが目立ってきた。同時期に半ば不随意な舞踏病様の顔の筋肉の動きと四肢のひきつれとねじれが生じ，後に完全に不随意となった。このためカトリック修道病院へ入院となった。

　初診時所見：上記の不随意運動が認められ，同時に部屋の隅に直立不動で立ち，両腕で奇妙な手真似，身振りを 30 分ほど続けた。夜は病院を徘徊した。入院後は主に自閉的で無言無動状態であった。作業への興味はな

く，やや前傾姿勢で動作および会話も緩徐であるが情熱的な朗読はできた。質問には応答でき，回想能力の低下はない。持続的あるいは複雑な思考を要求されると，舞踏病様の状態が誘発される。幻覚妄想はないが，身の回りのことはできず，注意力や思考力の低下を認めた。

入院後経過：その後1861年9月21日州立アレンベルク精神病院に入院となった。質問に対する返答はなく，動作は緩慢で活気はない。座席に座りっぱなしかと思うと直立不動で立ちつくす状態が続いた。情緒反応はほとんど認めず，続く9ヵ月間は時に活動的になる程度であったが，その後激烈な興奮が出現した。一時軽快するも，数ヵ月後再燃した。入院16ヵ月後には会話，書字，あるいは朗読も行えるようになったが，活動性，情動反応は若干改善した程度で自発性には乏しい状態であった。入院24ヵ月間，状態に変化はなく知的能力も減弱しているように見られた。しかし初期に認められた舞踏病様のけいれんは出現せず，しだいに会話や興味関心は増え，感覚性は完全に回復し，入院後3年で退院となった。

考察

症候学的特徴は，不随意な舞踏病様の顔の筋肉のひきつれと四肢のねじれである。これはカタトニアの典型的な症状である。基本的に自閉，無言無動状態であった。身体疾患はない。3年で完全寛解している。さすがに第一の症例として提示した価値がある。男性で「けいれん」という観察者からみた症候がカタトニアの特徴である。自然寛解している。躁的興奮や熱情的恍惚は表出していない。

症例2　33歳　男性

生活歴：田舎で生まれ育ち，父の農園で農夫として働いていた。
家族歴：母，姉が一過性の精神病の既往がある。
現病歴：X年，恋人が浮気をし，失恋した。その後，より重苦しい気分

を自覚するようになった。同時に無口になり周囲に対して無関心となった。X+1年，元恋人が他の男性と結婚した頃より気分の変調はより強くなった。

　その後，顔面・四肢・背部に反り返るようなけいれんが起こるようになり，1日に何度も繰り返し意識を失うこともあった。その後，ベッドより閉眼したまま起き上がることができなくなった。両目は力づくでないと開くことはできず，言葉を発することもできなくなった。周囲に人がいないときのみ食事をするが，決まって一定の量を残した。しばしば尿失禁を起こした。

初診時所見：記載なし

入院後経過：X+7年12月28日州立アレンベルグ精神病院に入院となった。入院後，閉眼したまま仰向けになり3ヵ月間活動することはなかった。強く閉眼し，力づくでないと開けることはできなかった。無理に立たせると，動かされたままの不自然な姿位となった。X+8年4月頃になると，間断なく愛と宗教に関して話し続けるようになった。話し続けるとき，眼輪筋と口輪筋がけいれんすることが多かった。徐々に衰弱し，同月初旬には発熱と咳嗽が出現し右肺の急性肺炎で死亡した。

　考察

　症例2も顔面，四肢，背部の反り返るような「けいれん」と意識消失が特徴である。失恋という心理的負荷が誘因である。開眼困難，眼輪筋，口輪筋のけいれんはマージュ症候群である。これも細かい筋けいれんによる現象である。間断のない愛と宗教の話をするとき増強するという。これは躁的興奮ではなくむしろ低迷病相に一致していて，熱情的な恍惚とは少し違う。徐々に衰弱し誤嚥性肺炎を繰り返すのも「けいれん」と関連しているように思える。結果，急性肺炎で死亡している。

症例3　45歳　女性

生活歴：幼少期より明るく快活な性格であったが，度々神経衰弱や神経痛（詳細不明）に悩まされるようになった。男爵と結婚し，現在は主婦である。

家族歴：特記事項なし

現病歴：コレラの流行で，父親，姉夫婦が死亡した。その頃より神経が過敏となり，その治療目的で温水浴を試みていた。その後「マッチ棒で毒殺される」，「口の中で金属のような味がする」，「愛する神と直接交信できる」といった訴えが目立つようになった。気分も変わりやすく，突然激怒したかと思うとしおらしい態度となるといったことが頻回に見られた。この頃より腕，足や顎のけいれんを自覚するようになった。戦争が開始した直後より，「息子の棺を見た」と訴え興奮状態となり入院となった。

初診時所見：「機械の雑音が聞こえ，あれこれ命令し自分を苦しめる」と訴えた。

入院後経過：入院直後は全く動かない状態が持続した。うずくまるように座り，いかなる質問にも答えない。体を動かそうとすると蝋細工のような抵抗を感じた。その後多弁，独語が目立つようになった。時に理性的に見えるものの，児戯的時に性的な言動が目立ち，実在しない人物のことを語ることもあった。気分の変動も著しく，友好的な態度で接したかと思うと相手を罵り乱闘になることもあった。その後，不潔さが目立つようになり他人に対しても礼儀を欠くようになった。突然服を脱ぎ出し，半裸で病棟をうろつく，頭髪を1本ずつむしり取るなどの奇妙な行動が出現するようになった。衣類を手でねじり回し，腸詰のような形にするといった常同的な行動も出現した。

考察

本症例は病前性格が循環気質である。体感幻覚，宗教体験，腕や足，頚

部のけいれんの自覚などが認められている。易怒性，脱抑制的な行為，多弁多動，独語，要素性幻聴や命令される幻聴もある。裸になったりまとまらない行動に至っている。病前性格から同心円型自我タイプと思われる。症状学的には非定型精神病に類似した多形性の経過を示している。カタトニックな状態もあるのはもしかしたら閉経しているかもしれない。微妙な年齢である。当時は寿命の関係で閉経が現在より早かった可能性がある。また精神病性症状を伴う双極性障害も否定できない。この情報だけだと正直，筆者の提案に当てはまらない症例である。やはり予後が重要である。

症例4　29歳　女性

生活歴：教師として生計を立てている。
家族歴：特記事項なし
現病歴：X年4月，興奮が8日間持続することがあった。その後は安定して生活していたが，同年8月身体の不快感を訴えた後，多弁および拒食が出現し8日間持続した。以後同様に多弁および不機嫌を中心としたエピソードが数回出現した。X+6年4月，意思疎通が図れない状態となり入院となった。

初診時所見：抑うつ的で意思疎通は困難であり，病識は欠如していた。

入院後経過：入院後は抑うつ的で意思疎通が困難な状態であったが，入院90病日頃より幻聴および体感幻覚が出現した。同時に演技的な立ち振る舞いが目立つようになった。入院105病日頃より，意思疎通が図れなくなり同じ姿勢を取り続けるようになった。X+7年4月，持続的に同様の症状が認められるようになった。その後，自宅から手紙を受け取ったことを契機に一時的に興奮した。これが数回繰り返された。同年11月，完全に意思疎通が図れなくなり，全身をけいれんさせる動作が認められた。意識は清明で神経学的所見はないものの，発語は認められなかった。X+9年4月頃より発語が見られるようになったが，興奮するようになった。以

降,興奮と意思疎通が困難な状態をX+10年2月まで繰り返していたが,同年5月頃より急速に安定し退院となった。退院後は安定して生活を送っている。

考察
　この症例は29歳の女性で,カタトニアの症状を示している。しかも寛解期をおき,再燃している。症状も常同症,昏迷,けいれん発作がみられている。気分障害が根底にあり,幻聴など精神病性の症状も呈している。寛解しているところが重要である。カタトニアを呈した非定型精神病である。これは筆者が述べている女性はカタトニアを呈しにくいという主張にあてはまらない症例である。病前性格や生活習慣など不明なので何とも言えないが,パウラウコフの挿間性緊張病なのかもしれない。しかし真摯に受け止める必要がある。

症例5　20歳　男性

生活歴:農夫として生計を立てている。
家族歴:特記事項なし
現病歴:X年(15歳時),繁忙期を契機に興奮状態となった。興奮は次第に収まったが,X+3年夏,X+4年夏と周期的に興奮状態となることがあった。X+5年5月,鼻出血の後再度興奮状態となり,「悪魔が見える」などと訴えるようになった。同年7月まで軽度の興奮を数回繰り返したため同月入院となった。
初診時所見:特記事項なし
入院後経過:入院後表情は硬く,病棟内をウロウロとすることが多かった。入院30病日頃より四肢のけいれんが始まり上下肢を自由に動かすことができず,全身けいれんに至ることもあった。しかめっ面を認め,鼻出血が持続していた。入院37病日頃から奇妙な姿勢のまま動かなくなり,

全く応答しなくなった。入院50病日頃より意思疎通が可能となり，けいれんすることはなくなった。入院68病日頃には応答しない状態が再度出現し，発作的に易怒的となることが認められた。入院90病日頃には無言・無動状態となった。X+6年4月（入院270病日），徐々に活動的となり，同年8月に治癒退院となった。

考察

20歳の男性，周期的な興奮，「悪魔が見える」という幻視，常同症，四肢のけいれん，そして寛解という経過で，カタトニアの典型例である。とくにカタトニアの象徴であるしかめっ面は大事である。このような症例はまず女性ではみられない。また本症例で興味があるのは鼻出血と悪魔である。心身相関反応の極致をみているようだ。

症例6　24歳　男性

生活歴：薬剤師助手として生計を立てている。

家族歴：特記事項なし

現病歴：X年，大学在学中にふさぎ込み，周囲に頑なな態度を示すことがあった。大学の卒業試験中に混乱した様子となったが，薬剤師助手となることができた。X+1年，仕事で失敗して以来周囲に対し頑なな態度を示すようになった。この頃より妄想的な言動が目立つようになった。同時に身なりに無頓着となり「悪魔が見える」，「悪魔の声が聞こえる」と訴えるようになった。また，突然怒り出す，周囲にあるものを掴んで離そうとしない，といった行動が目立つようになった。改善しないためX+2年，入院となった。

初診時所見：特記事項なし

入院後経過：入院後すぐに無言・無動状態となった。頭部を前屈し固く閉眼したまま，口唇をくちばしのように突き出し続けるなど奇怪な姿勢を

とることがほとんどであった。片手で顔を覆い，もう一方の手で肘を支えたまま固まって動かなくなった。ひざを曲げたまま歩行したがすばやく移動することができた。

考察

本症例も24歳男性で症例5に似たカタトニアの典型例である。悪魔の幻視，幻聴，易怒性，常同症，くちばしのように口唇を突き出すのは，しかめっ面と同様重要な症候である。「悪魔」は「神」に対して対極に位置する存在である。宗教的には重要な意味を持つ。カタトニアが形而上の世界に突入する直前に体験するエピソードと考えると面白い。

症例7　30歳　男性

生活歴：元来内気な性格でてきぱきとしたところはなかった。中学卒業後，商店に就職した。その後商人として独立した。

家族歴：特記事項なし

現病歴：X年（30歳時），梅毒に感染した。この際一過性に身体的な訴えが多くなった。7月頃より些細なことで不機嫌となり，無気力となることが多くなった。同年10月頃仕事が深夜まで終わらないとき仕事場で眠ってしまうことが多くなった。この頃より「犯罪者として告訴されるのではないか」と考えるようになった。仕事がままならず，自宅療養を勧められたが，抑うつ気分，不安が出現し落ち着かない状態となった。「ひどく不安な感情がつまっている」と自分の頭を指すようになった。食事を拒絶するようになり，体を動かさなくなった。「警察官が自分の部屋の中に鏡を取り付けて監視する」などと訴え，犬の鳴き声を聞くと，「犬犬犬……」などと繰り返すことがあった。時に無言・無動状態となり，栄養状態も悪化し，同年11月に精神科病院に入院した。

初診時所見：表情は弛緩しているが無表情で，視線は下を向き，随意的

に体を動かすことはなかった。

　入院後経過：入院後，食事は全介助で，問いかけにはほとんど答えなかった。また著明な発汗を認めた。入院90病日頃より食事中にささやくように自発的に発語しはじめたが内容はまとまらなかった。入院120病日まで，ほぼ毎日，同じ言葉を数時間繰り返すようになった。言葉は早口で，噴出するように語りだし，時に大声で叫ぶこともあった。同時期より自立歩行が可能となり，活発に徘徊，時に不穏となり単一の発語から，徐々に「頌価と愛」「歓ばしき感覚」「この世の中で美しきもの」などを組み合わせるようになった。その頃より，安定して生活できるようになり，家族と面会した際にはごく普通の会話をするようになったため退院した。その後，再発することはなかった。

　考察

　30歳，男性で無言，無動，栄養状態の悪化で入院。このような症例は入院直前にカタトニア症状があり，入院してくると快の症状すなわち形而上的な体験をして寛解することが多い。まさに典型例である。なかでも著明な発汗，同じ言葉を数時間繰り返すなどは器質的要素の関与を疑わせる。そして「頌価と愛」「歓ばしき感覚」「この世の中で美しきもの」などの発語が象徴的である。究極の防衛反応として一時的に形而上体験をしていることを示している。

症例8　24歳　女性

　生活歴：幼少期に両親が他界し，叔母に養育された。X＋1年（20歳時）より妹と会社の経営を始めた。

　家族歴：特記事項なし

　現病歴：X年9月，多弁，多動が目立つようになりX＋1年2月まで続いた。X＋2年11月，恋人が突然死去したことを契機に抑うつ的となった。

制止が強く，無欲，身だしなみに気をつかわなくなったが，仕事は続けていたが，症状は改善せず入院となった。

　初診時所見：特記事項なし

　入院後経過：入院後，呼びかけにほとんど反応しなくなり，食事を拒絶する状態が続いた。入院60病日頃より，抑うつ的となることは少なくなったが，経過中再度抑うつ的となり，体感幻覚が出現した。X+3年7月，症状は完全に消退したため退院となった。

　考察

　気分変動が根底にある24歳の女性，カタトニア症状は不明確である。体感幻覚が特徴であるが，寛解している。非定型精神病で，女性がカタトニア症状を呈しにくいということを示している。

症例9　XX歳　女性

　生活歴：女中として生計を立てていた。現在は母親と2人暮らしである。

　家族歴：特記事項なし

　現病歴：X年，勤め先でてんかんの持病をもつ女中と寝起きをともにしなければならなくなった。それまでは勤務態度に問題はなかったが，突然無断で仕事を辞め自宅からいなくなってしまった。しばらくして母親の元に戻ったが，その際は促されない限り無言・無動状態となっていたが，ぽつりと「もうすぐ悪魔が私を引き裂くでしょう」と答えることがあった。仕事をするように促すと，促した際の言葉をそのまま反復し，罵詈雑言を発するようになったため入院となった。

　初診時所見：弛緩しているが無表情で，診察時は何を質問しても「わかりません」と繰り返すのみであった。

　入院後経過：入院時は無言・無動状態で問いかけにも反応がない状態であった。その後もただ微笑するといった反応しか示さなかったが入院120

病日頃より急速に改善し，入院150病日後には元の生活が行えるようになったため退院した。

考察

年齢不詳の女性でカタトニアの入り口まできているが，完全には症状は出そろっていない。

本症例も悪魔が出てくる。宗教的な体験は時代，お国柄で特徴的である。半年で寛解している。本症例も女性例ではカタトニア症状が出にくいことを証明している。

症例10　25歳　男性

生活歴：特記事項なし
家族歴：特記事項なし
現病歴：X年，服役中であった際，<u>声のようなざわめき</u>と自殺念慮が強くなり刑務所内にて絞首自殺を試みたが，未遂に終わった。同日意識が回復し，自殺の動機など冷静に語ることができたが，翌日から<u>急速に会話をしなくなり</u>，<u>こめかみの筋と眼輪筋にけいれん</u>を認めるようになった。同時にふさぎ込み，外部からの呼びかけにも反応しなくなった。その後，刑務所内を徘徊し食事を摂るだけの生活となったため，医療刑務所に入院となった。

初診時所見：<u>特記事項なし</u>
入院後経過：入院21病日後，意識清明となり回復した。

考察

25歳の男性，急速に会話をしなくなり，こめかみの筋と眼輪筋のけいれんが特徴である。しかも入院21病日後，意識清明となり回復している。カタトニアが男性特有の独立疾患として認めるべき象徴的症例である。そ

うすることで治療，対応に大いに貢献できる．

症例 11　24 歳　男性

生活歴：小学校教師の息子として出生，身体面を何かと気にする性格であった．中学を中退し，商人として生計を立てていた．

家族歴：特記事項なし

現病歴：X 年 1 月（20 歳）頃から幻覚および妄想が出現するようになった．言動および行動がまとまらない状態が同年 6 月まで持続した．その後 X+1 年 1 月まで入院し軽快退院となった．退院後しばらくして仕事に戻った．X+3 年 1 月（23 歳時）に同様の状態となり，妄想知覚，性欲の減退が生じ抑うつ的となったため，同年 7 月まで入院となった．X+5 年（25 歳時）同様の状態となり入院となった．

初診時所見：抑うつ的であり拒絶が著しい．

入院後経過：入院 5 病日後，混乱状態となった．その後より易怒的となり，怒った数時間後短い全身性のけいれんが出現することを繰り返した．その際意識の消失はなかった．その後，急速に無言・無動状態に至った．入院 95 病日頃にはけいれんは認められなくなった．しばらくして再度易怒的となり，ものを壊したくなるといった衝動が出現するようになった．時に熱情的に身振り手振りを交え大声で朗読することがあったが，幸福に満たされた様子ではなかった．その後，急速に急激に無言・無動状態に移行した．姿勢は著しく硬く，刺激に反応せず軽度の蝋屈症と考えられた．また便器からずらして排便するなど意図的な不潔な行為が認められた．このような熱情的な状態と無言・無動状態の間には完全に清明で理性的な状態がみられた．この状態が不変なまま退院となった．

考察

24 歳の男性．ここまでくるとカタトニアが男性に多いことを認めない

方はいないだろう．混乱状態，易怒的，全身性のけいれんが出現，ヒステリーも連想させるが，その後の無言・無動状態などからカタトニアの症例である．さらに熱情的に身振り手振りを交え大声で朗読することがあった．これがカールバウムの主張する熱情的な恍惚感である．ただし本症例は寛解せず退院している．

症例 12　XX 歳　男性

生活歴：商人として生計を立てていた．
家族歴：特記事項なし
現病歴：X 年，はっきりした抑うつ気分および制止が出現した後，一部意識混濁を伴った宗教妄想が出現し，言動や立ち振る舞いは俳優のように熱情的となった．同時に誇大的となり興奮したため入院となった．
初診時所見：特記事項なし
入院後経過：入院後も同様の状態が持続したが，加えて幻覚が出現した．時に恍惚とした状態となることもあった．幻覚に左右され破壊行為におよぶこともあった．これらが第 90 病日後まで持続した．言動や行動は宗教がかっており「汝を祝福する者に祝福を」，「右側の足を踏み出せばうまくいく」などと述べ，風景写真の前で「神性の研究をしている」と訴えた．俳優のような言動や立ち振る舞いは変化なく，ひとりごとを呟きながら庭を徘徊し，「私のことを演じている俳優，私の神と話をしているのです」と答えた．奇妙な姿勢をとり，硬直した姿勢で一点を凝視しつつ立ち続けていることもあった．こうした状態は徐々に安定したが，祈祷の際に頭に被る布の襞から知人の顔が浮かびあがる，思いもよらなかったことや考えたくもない言葉が突然しかも執拗に頭の中に浮かんできたりするなどと訴えることがあった．こうした状態も徐々に安定し，第 390 病日目に退院となった．

考察

年齢不詳の男性で，カールバウムの真骨頂のような症例である。このような症例の体験を繰り返せば，一つの疾患概念の提唱をしたくなるのは納得である。まず意識混濁を伴った宗教妄想の出現，そして動作や立ち振る舞いが俳優のように熱情的となった。誇大的で興奮を伴い，「汝を祝福する者に祝福を」，「右側の足を踏み出せばうまくいく」などと述べ，風景写真の前で「神性の研究をしている」と訴えた。このあたりは外から見た身体的特徴のカタトニア症状に気分の二極性，そして熱情的な恍惚感が主軸にあることを示している。要するに現在はカタトニアを客観的な身体症状，特徴としてしか取り扱っていないということである。だから症候群になってしまうのである。本症例は神との会話を体験し，形而上体験を介して，寛解している。「私のことを演じている俳優，私の神と話をしているのです」はその象徴である。

症例 13　XX 歳　男性

生活歴：詳細は不明である。

家族歴：特記事項なし

現病歴：X 年，6 回の窃盗と暴行で懲役 10 年 6 ヵ月の刑に服することとなった。平素は理性を持ち，礼儀正しく作業熱心であった。X+1 年から X+6 年まで毎年一過性の幻覚妄想状態となった。妄想は宗教的な色彩を帯びていた。X+7 年，持続的な精神病状態となり，精神科病院に入院となった。

初診時所見：特記事項なし

入院後経過：妄想は活発であったが，宗教的なテーマに限局されていた。興奮する時期と無言・無動状態となる時期が混在していた。完全に無言・無動状態となることは数日間であったが，その後起立した姿勢のまま廊下の中央に立ちつくし，高い声で意味のわからない内容を独語することが持

続した．同時期に宗教的な儀式を行うような仕草を示し特徴的な形を空中に描く，といった行為が持続した．こうした儀式様の行動の際には上半身を前方に直角に曲げ，両腕を後方に伸ばしたままでいるなどの奇妙な姿勢を保持することが多かった．一方で病識は保持されており，いかなる状態においても自己の苦しみと必要な事柄について十分理性的に話すことができた．

考察

　年齢不詳の男性である．周期的な幻覚妄想があり，妄想は宗教的なものである．さらに完全に無言・無動状態となる．また起立した姿勢のまま廊下の中央に立ちつくす常同症と独語が特徴である．典型的なカタトニアである．宗教的な儀式，上半身を前方に直角に曲げ，両腕を後方に伸ばしたままでいるなどの奇妙な姿勢の保持がある．重要なのは病識があり，自己の苦しみと必要な事柄について十分理性的に話すことができたという点である．この点が統合失調にカタトニアを取り込んだクレペリンは間違っていたことを示している．周期期に再発する独立したカタトニアの症例である．

症例14　22歳　男性

　生活歴：大学生として生活していた．
　家族歴：特記事項なし
　現病歴：詳細不明
　初診時所見：幻覚および強い不安を認めた．
　入院後経過：入院後「母と話をさせてください」「私を旅に出させてください」などと繰り返すことが多くなった．第30病日頃までは抑うつ的，拒絶的であった．第60病日頃には無言・無動状態が出現し，不規則な周期で興奮するようになった．無言・無動状態の時期は，疎通が取れず「私

を旅に出させてください」と繰り返し，まれに「悲しい」と発語することもあった。奇妙な姿勢や動作をすることが多く，唇を前方に突き出したまま唇を震わせたかと思うと手で強く口を押さえるといった仕草を認めた。興奮状態となる時期は，不安，孤独感を訴え，周囲の人の手や衣服に接吻を繰り返した。頭痛・腰痛を訴え，これらを「1匹の虫が穴を開けて入り込む」，「秘密の機械で引き起こされている」などと解釈した。その他にも「母が財産を略奪しようとしており，医師もぐるである」，「食事に異物が混入されている」などの言動も認めた。その後，体を不自然にねじった姿勢をとるようになった。入院第360病日以降は抑うつ的となることは少なく，無言・無動状態が持続した。電気けいれん療法を施行した結果，会話が可能となったが，会話内容はまとまらないままであった。外交や政治家の名前に関心を示し，「外交的な問題について話していただけますか？」といったことを毎日のように何度でも繰り返した。会話の形式は常に同じ内容，同じ言葉，同じ話し方で，機械仕掛けのようであったという。

考察
　22歳男性で抑うつ的，拒絶的という記載である。非定型精神病ではこのような抑うつ症状は少ない。無言・無動状態が出現し，不規則な周期の興奮，カタトニアの症例である。「悲しい」と発語は，非定型精神病の違いを如実にしている。奇妙な姿勢や動作，唇を前方に突き出したまま唇を震わせるのはカタトニアの典型である。頭痛・腰痛の訴えは見逃してはならない。器質的な要素のサインである。体を不自然にねじった姿勢の保持，無言・無動状態が持続している。電気けいれん療法はある程度有効であったが寛解に至らなかった。会話の形式は常に同じ内容，同じ言葉，同じ話し方で，機械仕掛けのようであったという。憑依体験をしているのかもしれない。

症例 15　XX 歳　男性

生活歴：詳細は不明である。

家族歴：特記事項なし

現病歴：X 年，自分自身がひどく小さくなってしまったと訴えるようになったため受診となった。X+1 年，自分の手足，医師がひどく小さくなっていると訴えた。X+2 年 1 月，同様の訴えが持続し 2 分間で死んでしまうと訴えるようになった。同年 4 月，自分がひどく大きくなっていると訴えるようになった。同年 5 月には自分が死ななければならず，皆が死んでいる，自分は泣かなければならないと訴えた。

考察

年齢不詳の男性である。自分自身がひどく小さくなってしまった，後には大きくなったと訴える，いわゆる知覚変容体である。最近では非定型抗精神病薬の副作用として再注目されているが，本来カタトニアの症状である。経過の詳細がわからないが，この知覚変容体験は重要な症候であることを強調したい。

症例 16　44 歳　女性

生活歴：成長発達に異常を認めず。庭師と結婚し 6 児をもうけた。その後は主婦として生活していた。

家族歴：特記事項なし

現病歴：X 年 4 月（44 歳時），1 児が 8 日間危篤状態となった。同時期より不安・焦燥感，下痢が出現した。下痢の改善後，数日間傾眠状態となったが，その後回復した。同年 5 月，親戚から宗教的な話を聞いた直後より，精神運動興奮，躁状態が出現し 1 日間継続した。その後，興奮，躁的，易怒的となる時期と無為・無関心および傾眠状態となる時期が数日単位で

交互に出現したため，同年7月に入院となった。

初診時所見：るいそうを認めた。

入院後経過：興奮，躁的，易怒的となる時期，無為・無関心，および傾眠となる時期は1日おきとなり，前者の時期は怒りっぽく，病棟内を徘徊した。繰り返し賛美歌を歌い，脱衣，拒食，不潔行為を認めた。翌日には無言・無動状態となり，動作は緩慢で常同的となり，時に意識の混濁を認めた。意識は清明時期もあり，「私は頭がおかしかったんです。考えがまとまらずにぐるぐる空転するばかりでした。これは夫の兄弟に対する怒りから生じてきたのかもしれません」と語った。同年9月以降，下痢を繰り返し同年11月に死亡し，その後剖検となった。

考察

44歳の女性，当時としては高齢出産をしたのか，産褥期精神病の可能性もある。また最も重要なのは不安・焦燥感に伴って，下痢が出現し，数日間傾眠状態であったことである。その後の宗教的体験も特徴である。最終的に興奮，躁的，易怒的となる時期と無為・無関心および傾眠状態となる時期が数日単位で交互に出現する周期性精神病の形をとっている。繰り返し賛美歌を歌い，脱衣，拒食，不潔行為を認めたという。時に意識の混濁を認めた。カタトニアの入り口までいっているが，不明確である。「私は頭がおかしかったんです。考えがまとまらずにぐるぐる空転するばかりでした。これは夫の兄弟に対する怒りから生じてきたのかもしれません」と意識変容を示している。下痢を繰り返して死亡した。この下痢が身体因の存在を語っている。この症例は非定型精神病の範疇と考える。

症例17　XX歳　男性

生活歴：製粉工場の息子として出生。軍隊に入隊した後，税務署の臨時職員となった。結婚している。

家族歴：特記事項なし

現病歴：X年夏より時々頭痛を自覚することがあった。X+1年頃に抑うつ気分が出現し理解力の低下を自覚した。同年5月頃より場にそぐわない慇懃な態度をみせるようになった。その後実家で療養するようになったが，気分の悪い日には食事も摂れなくなった。徐々に<u>無言・無動状態となり蝋屈症様の状態</u>となった。同年6月，2ℓの下血を起こし衰弱したため入院となった。

初診時所見：特記事項なし

入院後経過：無言・無動，拒食，失禁を認めた。治療へ抵抗が著しく，身体的拘束が施行された。「私の中の機械が動き出す」などと訴え不穏，独語も頻回となった。同年7月死亡した。

考察

年齢不詳の男性。頭痛の身体症状が先行している。抑うつ気分と無言・無動状態，蝋屈症様の状態，下血，身体因を疑わせるカタトニアである。身体的拘束後，死亡している。カタトニアへの対応，治療の問題点が浮き彫りにされている。

症例18　XX歳　男性

生活歴：日雇労働者の息子として出生，神学生として勉強に没頭していたが窮乏生活に悩んでいた。

家族歴：特記事項なし

現病歴：X年12月，<u>けいれん発作</u>を起こし入院となった。X+1年7月，母のいる実家に退院となったが，状態が安定せず同年9月入院となった。

初診時所見：低栄養状態であり無言・無動状態であった。

入院後経過：入院後も<u>無言・無動状態</u>が持続し，部屋にスタッフがいないときのみ食事を摂ることが多かった。体位を変えようとすると抵抗し，

上肢は一定の姿勢をとり続けた．一過性の躁状態を示した後，無言・無動状態に戻り，寝たきりの状態となった．発熱はなかった．その後，体幹を反り返らせた緊張状態を示し，ほとんど食事を摂らなくなり全身衰弱で死亡した．

考察

年齢不詳の男性である．けいれん発作，低栄養状態であり無言・無動状態，常同症，体幹を反り返らせるなど，典型的なカタトニアである．残念ながら食事を摂らなくなり全身衰弱で死亡した．カタトニアは栄養状態の改善と電気けいれん療法が有効であることを示している．

症例19　26歳　女性

生活歴：特記事項なし
家族歴：特記事項なし
現病歴：拒絶，全身のけいれん発作，無言・無動，奇妙な姿勢などが前景となった病態で，28ヵ月の間，躁状態と抑うつを繰り返した後，死亡した．

考察

気分障害にけいれん発作，無言・無動などいかにもカタトニア症状を伴った症例であるが，詳細不明である．器質的障害に伴う意識障害のようにも思える．

症例20　40歳　女性

生活歴：幼少期にしばしばてんかん発作を起こすことがあった．農夫と結婚したが，数年前より飲酒が習慣化していたが詳細は不明である．

家族歴：特記事項なし

現病歴：X年（37歳時）頃より悪夢にうなされることが多くなった。その頃より易怒的となり，徐々に「悪魔にとりつかれた」と訴えることが多くなり，週1回教会に行き懺悔するようになった。その後，突然混乱状態となり，意味のわからない内容の言葉を話し，放歌や部屋を飛び跳ねるなどの行動が認められた。徐々に無言・無動状態が出現するようになったため，X+3年7月入院となった。

初診時所見：興奮し，滅裂状態であった。

入院後経過：入院後，まれに無言・無動状態となることはあったが，ほとんどの時間は興奮し，滅裂な状態にあった。同年12月，腹膜炎で死亡した。

考察

40歳の女性。てんかんの既往がある。本症例も悪魔にとりつかれたという憑依体験がある。教会での除霊体験は祈祷性精神病を思わせる。突然混乱状態となり，意味のわからない内容の言葉を話し，放歌や部屋を飛び跳ねるなどの行動が認められた。まれに無言・無動状態となることはあったが，ほとんどの時間は興奮し，支離滅裂な状態にあった。同年12月，腹膜炎で死亡した。本症例は非定型精神病と診断される。予想通りカタトニア症状はほとんど呈していない。

症例21　XX歳　性別不詳

生活歴：特記事項なし

家族歴：特記事項なし

現病歴：特記事項なし

初診時所見：特記事項なし

入院後経過：X年に入院後，躁的興奮を繰り返していたが，徐々に無言・

無動となり，X＋7年死亡した．

考察
躁的な興奮と無言・無動のみの情報なのでカタトニアとも言い切れない．

症例22　42歳　男性

生活歴：鉄道員として生計を立てていた．
家族歴：特記事項なし
現病歴：X年7月（42歳時），難聴のため鉄道員の職を辞した直後より，抑うつ的となった．その後，誇大妄想を伴う<u>硬直状態</u>となり同年12月死亡した．

考察
42歳の男性で誇大妄想と硬直状態のみの情報で，これもカタトニアであると言い切れない．

症例23　44歳　男性

生活歴：日雇い労働者として生計を立てていた．
家族歴：特記事項なし
現病歴：X年1月，狩猟の付き添いとして出発した8日後に無言状態となり戻ってきた．その後，誇大妄想が出現し，精神運動興奮が出現した．X＋1年1月に死亡した．

考察
44歳の男性，本症例も誇大妄想と興奮のみの記載である．誇大妄想は躁的気分や宗教的体験を伴っている可能性があり，カールバウムはカタト

ニアの症例に入れたのかもしれない。

症例 24 31 歳 男性

生活歴：高級官僚として生活していた。
家族歴：特記事項なし
現病歴：特記事項なし
初診時所見：特記事項なし
入院後経過：X 年 12 月に<u>無言・無動状態</u>となり，X+2 年 9 月に死亡した。

考察

　高級官僚である 31 歳の男性が，急性に無言・無動状態のあと死亡するというのはやはり特徴的な症例である。情報は少ないがカタトニアの症例である可能性はある。カタトニアが決して予後良好ではないことも示唆している。

症例 25 35 歳 男性

生活歴：鉄道公務員として生活していた。
家族歴：特記事項なし
現病歴：X 年 6 月に<u>けいれん発作</u>が起こるようになった。X+1 年 5 月に同様の発作が繰り返し起こるようになった。最終的に舌の運動制限と難聴が認められるようになった。同年 11 月，完全に軽快し職場に復帰することが可能となった。X+2 年 5 月には再びけいれん発作が起こるようになり，荒廃状態に陥った。同年 11 月に死亡した。

考察

35歳男性で，けいれん発作から始まっている。舌の運動制限と難聴が認められるようになったが，一度寛解している。しかし結局，荒廃状態を経由して死亡している。荒廃状態がよくわからないが，身体因を強く示唆する症例である。カタトニア症状は不明確であるが，一度寛解していることがカタトニアを疑わせる証拠である。

症例26　43歳　男性

生活歴：病弱なところはあったものの，問題なく生活していた。6人の子どもをもうけて結婚生活を送っていた。地方裁判所の書記官をしており，仕事熱心であった。エピソードの数年前より下腿静脈瘤と同部位の潰瘍に罹患しており，化膿することもあった。

家族歴：特記事項なし

現病歴：X年4月（43歳時），復活祭の日に子どもの1人が死亡した。その直後より強い怒りおよび自責感を抱くようになり，自分は罰せられなければならないと感じるようになった。同時期より仕事の負担も増大していった。同年11月に下腿静脈瘤が再発し，リンパ管炎を伴っていた。また気管支炎を発症し，高熱を出した。同年12月より不眠となり，直後より言動が熱情的となることが増えた。ベッドに横たわり家族に向かい厳かに自分が死ななければならない，などと説明した。その後，恍惚状態，興奮，多弁，舞踏様のけいれん，テタニー，幻覚，追跡妄想を認めるようになったため入院となった。

初診時所見：特記事項なし

入院後経過：入院後90病日で軽快し退院した。その後，再燃も認めなかった。

考察

　43 歳の男性。数年前より下腿静脈瘤と同部位の潰瘍に罹患しており，化膿することもあった。復活祭の日に子どもの 1 人が死亡，強い怒りおよび自責感を抱くようになり大きな心理的ストレスを持っている。下腿静脈瘤が再発し，リンパ管炎，気管支炎を発症し，高熱を出した直後より言動が熱情的な恍惚状態，興奮，多弁，舞踏様のけいれん，テタニー，幻覚，追跡妄想を認めるようになったため入院となった。90 病日で軽快し退院した。その後，再燃も認めなかった。

　カールバウムが最も強調し主張したかった独立疾患としてのカタトニアの典型例である。いかにも身体因が原因であるような症例で，筋肉の硬直，弛緩，無動と多動，興奮などの二極性そして熱情的な恍惚感の存在を示している。このような症例は決して月経周期の存在する女性には見られないのである。

第Ⅸ章

新しい歌
性を超えたところで喜びの声をあげる

　筆者の主張する非定型精神病は生物学的には女性特有である。ここまでくると了解いただけるであろうか，非定型精神病は生物学的性を超えたところにあるということを。そして当事者は形而上の世界に突入している。ということは病跡学的にみていけば芸術家や作家，詩人のなかには非定型精神病にかぎらず類似した精神症状を示した人がいる可能性がある。

　筆者はつたない病跡学研究であるが，2人の詩人に注目してきた。これがくしくも男性なのである。その2人とは中原中也と高橋新吉（図Ⅸ-1）である。本章の「性を超えたところで喜びの声をあげる」という視点から紹介する。なお，その内容は筆者が2014年に発刊した『言葉で理解する森田療法』から引用している[Ⅸ-1]。

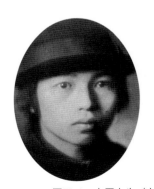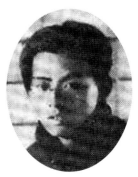

図Ⅸ-1　中原中也（左）と高橋新吉（右）

第1節　座敷牢から生還した新吉，その眼光
—中原中也の哀しみの詩が共鳴する

「五億年経ったら帰ってくる」とは新吉の有名な言葉である。これを目にしたとき，筆者は非定型精神病の世界を連想した。その全文は「留守」という詩である（図Ⅸ-2）。

「留守と言え　ここには誰も居らぬと言え　五億年経ったら帰ってくる」

高橋新吉は大正から昭和にかけて，ダダイズムによる形而上的な詩人として活躍した。2回の座敷牢体験により禅に導かれ，ダダイストから決別して禅詩人へ変貌した。

中原中也は，大正12年に「ダダイスト新吉の詩」と出会い大いに影響を受けた。昭和2年「高橋新吉論」を書いて6歳年上の新吉と交友が始まった。それは中也が小林秀雄に長谷川泰子を奪われ，失意の時代でもあった。新吉も11ヵ月という長い間故郷八幡浜で座敷牢に閉じ込められた時期でもあった。中也の詩はダダイズムの影響を受けて完成した「山羊の歌」では当時多くの若者の心を鷲づかみにした。

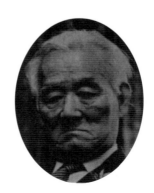

図Ⅸ-2　高橋新吉代表作「留守」

形而上的詩人である2人の運命はある体験によって大きく二分された。中也は失恋と我が子「文也」の死を誘因とした3回の急性精神病状態となった。この状態が今まで述べてきた非定型精神病とみなすことができる。しかし元来神経症レベルの性格であり，29歳のとき，御殿山の診療所で森田正馬の診察を受け，中村古峡診療所に入院し短期間であったが森田療法を受けた。実際に入院時は錯乱状態であり，森田療法を受けることはできなかった。閉鎖病棟でその病勢が治まるまで待っていた。このことを考えると非定型精神病の寛解期には再発予防を目的に症例によっては森田療法が有効かもしれない。

第2節　悲しみのトランス

　中原中也の詩は特に思春期時代，心に響き渡る。その中也が森田療法を受けていたとは驚きであった。そのことを筆者は20年ほど前に気がついた。森田療法を中也が受けたなら，必ず日記か診療録が残っていると思った。詩人である中也が非定型精神病を体験したとすると，その世界を的確に表現している可能性があると心を躍らせた。後に予想通り，日記が見つかったことを新聞で知った。これはとても貴重なもので現在は山口県の中也の故郷である湯田温泉にある中原中也記念館に保管されている。

1．中原中也の生活史

　明治40年4月29日に山口市湯田温泉で生まれた[IX-1)]。4人の弟がいた（図IX-3）。大正4年（8歳）に弟，亜朗が急死した。その衝撃が，作の始まりと言われている。大正12年（16歳）に山口中学に優秀な成績で入学した。しかし短歌に夢中になり，中学3年で落第し，故郷を離れて京都

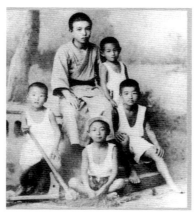

図IX-3　大正10年ころ，弟達と。後列左・中也[IX-1)]

立命館中学に編入したという。天才に用意されたお決まりコースのようにも思う。それは大正13年（17歳），3歳年上の女優，長谷川泰子と同棲という形でさらにあきらかになった。大正14年には，2人で上京し，運命の人，小林秀雄と知り合うことになった。

　大正15年（19歳）には，「朝の歌」，「サーカス」などの初期作品を発表した。その後，昭和7年（25歳），第1作の詩集『山羊の歌』を刊行するにあたり，資金不足で中断。この時期に第1回目の精神変調となった。昭和8年（26歳）の12月に結婚し，翌年文也が誕生した。そして念願の詩集『山羊の歌』を12月に発刊した。

　昭和11年（29歳）12月，文也が病死した。そのとき，再び精神変調をきたし，中村古峡療養所に入院することになった。このとき森田療法を受けたのである。

　しかし昭和12年（30歳），結核性脳膜炎で死亡した。第2詩集『在りし日の歌』は小林秀雄の手で刊行されたのである。

2．中原中也の病歴

　この生活史をみるとどこが性を超えたところに非定型精神病があるのだろうと思うかもしれない。恋愛，同棲，結婚，子どもと十分男性・性が成熟しているように思える。それについて考えてみる。

　大正14年4月（18歳）のとき，中也と泰子は，京都より上京したが，同年11月，小林秀雄は，中也より泰子を奪い，昭和3年5月まで同棲するという運命が待っていた。一見早熟な一面を感じさせるが，小林に泰子を奪われても最終的に自分の第二の詩集をその小林にゆだねて死んでいく。また同棲中の小林宅にも頻回に訪れている。恋敵を超えた行動である。中也は小林の才能を認め，それを超えることができないことを知っていた。ライバルというよりあこがれの対象であったようである。

　詩生活の総決算として第1詩集『山羊の歌』の編集に没頭していたころ，

精神的変調が出現した．強迫観念が強く，酒に酔うと誰かれとなく，激し衝突した．

翌年の昭和8年2月頃，かなり回復し詩を書き始める．同年12月（26歳），遠縁の上野孝子と結婚，昭和9年10月長男文也が誕生し，12月に『山羊の歌』発刊，最も幸せな時期であった．ところが昭和11年11月（29歳），文也が死亡した．「中也は遺体をいつまでも抱いて離さなかった．四十九日が終わるまでお坊さまに毎日来てもらい……中也の耳には，時々巡査の足音が聞こえたり，文也の葬式のことで悪口が聞こえる……．」（わが子中也を語る），母のフクによる記述である．

近所付き合いしていた「海東元介」に中村古峡診療所を紹介された．ここで運命的な出会いがあった．12月に品川の御殿山にあった診療所で何と，森田正馬の診察を受けたのである．そして，千葉寺（中村古峡）診療所を紹介され，昭和12年1月9日に入院となった．

詩集発刊のための資金，失恋，子どもの死をきっかけに急性精神病のかたちで発症，再燃している．すなわち発症に心因が大きくかかわっていることがわかる．

3．千葉寺雑記にみる中原中也

中也が受けた森田療法については，筆者の『言葉で理解する森田療法』[IX-1]を読んでいただきたい．入院期間は昭和12年1月9日から2月15日の38日間であった．そのときの病床日誌が残っていた．昭和12年1月9日より2月1日の隔離病棟の第3寮にいたときの記録である．これは看護人によって書かれたものである．このなかに昭和11年12月御殿山の診療所で，森田正馬の診察を受けたという記載がある．入院初日にルミナール，週3回のリンゲル注射を受けたともあった．この時期が急性精神病の時期である．

1月25日に開放病棟へ転棟し，本格的に森田療法を受けたことになる

が，非常に短い期間である。

　病床日誌とは別に，療養日誌と千葉寺雑記の2冊の記録が残されている。療養日誌が森田療法の記録である。公表を意図しないものが千葉寺雑記である（図Ⅸ-4）。これこそ中也の本心が書かれている重要な資料である。2月8日には，「雨がふるぞえ―病棟挽歌」がある。これによって中也の精神状態が緩やかに回復して，詩精神を甦らせてきた過程がみえてくる。また千葉寺雑記には，治療体験記の下書きがある。名前は千駄木八郎（童話でのペンネーム）であったが，訂正して柏村忠治（父親の姓）と名乗っている。このなかで自分の病気は"我が子を失ったための「悲しみ呆け」"だと述べている。あきらかに精神病性の症状から回復を自覚していることがわかる。

　森田療法を受ける前の詩は，いわゆる「悲しみのトランス状態」の歌が中心となっている。「臨終」，「ためいき」，「盲目の秋」，「失せし希望」，「汚れつちまつた悲しみに」，「つみびとの歌」，「サーカス」などでわかる（「山羊の歌」より）。それに対して，中也が受けた森田療法の足跡として，「丘の上サ上がって……（後述）」には今までにない解放感に溢れたあるが

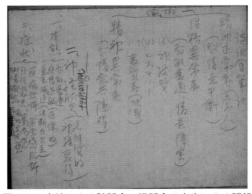

図Ⅸ-4　古峡による談話会，講話会の中也による記録

ままの風景が詠まれている。

　退院後の詩（在りし日の歌）の「春日狂想」には「飴売爺と，仲良くなり」，「馬車も通れば，電車も通る」など自然な生き方，感じ方で気持ちに折り合いをつけている。

　すなわち森田療法により「悲しみのトランス」から解放されたのである。まとめると以下のようである。

①常に発病の危機にさらされながら，実際には3回の数ヵ月の病相期のみであった。少年期は短歌からダダイズムに傾倒し，思春期は詩作活動と同棲であった。日常からの離脱，現実からの距離を置くこと，創作活動が歯止めとなっていた。

②その中で体験した弟の死や，愛児文也の死は，現実に引き戻される要因となり，症状の発現に近づいていった。

③森田療法を受けたことで，詩の創作活動という逃避的防衛を否定された。

　しかし，現実に即した生き方によっても，詩は詠めることを体得した。第2詩集『在りし日の歌』でそれを示した。しかし，そのあとに待っていたのは30歳の若さで生涯を終えることであった。

　あの中原中也の詩の世界は『山羊の歌』に集約されている。それは形而上の世界であり，詩を書くことで実際に発症することを免れていた。形而上の世界から形而下へ引き戻されることが結局発症の契機になっているようである。

第3節　座敷牢の脅威

　高橋新吉のお墓が，愛媛県宇和島市泰平寺にある。要するに故郷が筆者も同じであったことが新吉との出会いである。新吉は長寿であったので生活史が長い。筆者の著書より転載する。
　・・・・・・・・・・・・・・・・・・・

1．高橋新吉と座敷牢・その時代

明治34年（1901年）1月28日：愛媛県西宇和郡伊方町字小中浦で出生
大正元年（11歳）：母病死
大正7年（17歳）：無断で上京。神戸，大阪と移り住み，職を転々とした。
大正8年（18歳）：チフスにより療養所に収容。その後1年ほど郷里で静養。
大正9年（19歳）：①懸賞短編小説「焰（ほのお）をかゝぐ」入選。
　　　　　　　　　②「ダダ仏問答」を新聞掲載。
大正10年2月（21歳）：その後1年ほど郷里で静養。金山出石寺の小僧となる。
大正11年（22歳）：「ダガバジ断言」を「週刊日本」に「ダダの詩三つ」を「改造」に発表。暮れに発症した。
　　　　　　　　　八幡浜市の寺で足利紫山老師の提唱を拝聴。
大正12年（23歳）：『ダダイスト新吉の詩』を刊行。
昭和2年（27歳）：中原中也，下宿先吉春館に来訪。

昭和3年10月（28歳）：①岐阜の禅寺で発病（岐阜県美濃加茂市伊深町の妙法山正眼寺）。
　　　　　　　　　　②故郷に連れ戻され，11ヵ月間，自宅の座敷牢に入る。

第Ⅸ章　新しい歌　177

昭和4年9月23日（29歳）：新吉を見るに忍びなく，父が絶望の果て自殺。
昭和7年1月（32歳）：上京し，本郷に下宿。小説「精神病者の多い町」を発表。
昭和9年（34歳）：「大般若経」六百巻を読了。『日食』刊行。
昭和10年4月（35歳）：浜松方広寺で紫山老師に初めて参禅。
昭和11年4月（36歳）：小説集『狂人』刊行。
昭和15年（40歳）：樺太に遊ぶ。全国の古社をめぐる。
昭和19年（44歳）：日本海事新聞入社。「船長物語」「機関長物語」連載。
昭和25年（50歳）：『高橋新吉の詩集』（池田克己装幀）刊行。

昭和26年7月（52歳）：一柳喜久子と結婚。
昭和27年（52歳）：『高橋新吉詩集』（創元選書）刊行。
昭和30年（55歳）：長女新子生まれる。
昭和33年（58歳）：『参禅随筆』『無門関解説』刊行。
昭和35年（60歳）：次女温子生まれる。
昭和36年（61歳）：美術論集『すずめ』刊行，以後年刊を続行。
昭和37年（62歳）：詩集『鯛』刊行。
昭和40年（65歳）：『ダガバジジンギヂ物語』刊行。
昭和44年（69歳）：『道元』『詩と禅』刊行。
昭和48年（73歳）：『高橋新吉の禅の詩とエッセイ』刊行。
昭和56年（81歳）：詩集『空洞』刊行。
昭和59年（84歳）：詩集『海原』刊行。
昭和62年6月5日（87歳）：永眠。宇和島・泰平寺に葬られる。

　特筆すべきは，52歳での結婚である。その根底にある禁欲主義である。中也と同様，晩婚とはいえ結婚，子どもと性を超えたところにある非定型精神病の説明に違和感を感じるひともいるかもしれない。しかし筆者は両者の生活史と作品から男性・性にほど遠いところの存在を感じるのである。

２．座敷牢が語る新吉の軌跡

　座敷牢を体験したひとの病跡学的研究は今までにあったのだろうか。もしかしたら新吉が初めてではないかと思う。座敷牢とはどんなものだったのか。筆者の郷里にも畳屋の倉庫の地下に座敷牢があったのを記憶している。新吉の病歴を以下にまとめた。

大正 8 年（18 歳）：チフスにより療養所に収容。その後 1 年ほど郷里で静養。
大正 11 年（22 歳）：12 月弟竜雄の死，義母藤野入籍。この年の暮れに発狂が報じられる。
　　　　　　　　　（50 日間座敷牢へ入った）
大正 12 年（23 歳）：辻潤編集，佐藤春夫の序文付きで詩集『ダダイスト新吉の詩』を刊行。
　　　　　　　　　郷里でこの詩集を受け取った高橋はこの詩集を破り捨てたという。
昭和 3 年 10 月（28 歳）：①岐阜県伊深村正眼寺で座禅の接心中発症。
　　　　　　　　　　　②郷里に連れ戻され，11 ヵ月間，自宅の座敷牢に入る。
　　　　　　　　　　　③躁狂性が激しくなり，絶えず咆哮（ほうこう）し，家人や友人に見境なく糞尿を投げつける。
昭和 4 年（29 歳）：新吉を見るに忍びなく，父が絶望の果て自殺。
昭和 7 年 1 月（31 歳）：病癒えて上京。辻潤との関わりのなかで，「天狗になった」，「天狗になった」と叫んで屋根から飛び降り，警察から青山脳病院に担ぎ込まれる。
昭和 10 年（34 歳）：静岡県遠江の国奥山の方広寺で柴山老師のもと参禅。
昭和 28 年 9 月（52 歳）：柴山老師より悟道を体得したとして印可を与えられるまで，接心の際，決まったように警察に留置される（接心による極度の疲労によって新吉のふるまいが当時の社会通念と異なっていた）。

第4節　中也と新吉の詩が共鳴する

1．時を刻まない「よごれた悲しみ」

　高橋新吉は，大正から昭和にかけて，ダダイズムによる形而上的な詩人として活躍した。2回の座敷牢体験は，不安を突き抜けた精神病性の病によるものであるが，参禅のたびに症状が再燃した。ダダによってその症状は鎮圧されていたように思われる。しかし結局，禅に導かれ，ダダイストから決別して禅詩人へ変貌した。

　中原中也は，大正12年に『ダダイスト新吉の詩』と出会い大いに影響を受けた。昭和2年「高橋新吉論」を書いて6歳年上の新吉と交友が始まった。それは中也が小林秀雄に長谷川泰子を奪われ失意の時代でもあった。新吉も11ヵ月という長い間故郷八幡浜で座敷牢に閉じ込められた時期でもあった。中也の詩はダダイズムの影響を受けて完成した『山羊の歌』では当時多くの若者の心を鷲づかみにした。

　その中で代表的な詩に「汚れつちまつた悲しみに」がある（図Ⅸ-5）。

汚れつちまつた悲しみに……
汚れつちまつた悲しみに
今日も小雪の降りかかる
汚れつちまつた悲しみに
今日も風さえ吹きすぎる

汚れつちまつた悲しみは
たとえば狐の革裘（かわごろも）
汚れつちまつた悲しみは
小雪のかかってちぢこまる

汚れつちまつた悲しみは
なにのぞむなくねがうなく
汚れつちまつた悲しみは
倦怠（けだい）のうちに死を夢む

汚れつちまつた悲しみに
いたいたしくも怖気（おじけ）づき
汚れつちまつた悲しみに
なすところもなく日は暮れる

図Ⅸ-5　汚れつちまつた悲しみに

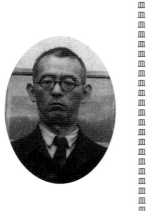

図Ⅸ-6　高橋新吉と代表作「皿」

　一方，新吉は1923年（大正12年），詩集『ダダイスト新吉の詩』は「DADAは一切を断言し否定する」で始まり，「皿」は，食堂の皿洗いをしていたときの心境を「皿皿皿皿皿皿皿皿皿皿皿皿皿皿皿皿皿皿皿皿皿皿皿皿皿皿／倦怠」と表現した（図Ⅸ-6）。

2．「森田療法と禅」が二分した2人の運命

　形而上的詩人である2人の運命はある体験によって大きく二分された。中也は失恋と我が子「文也」の死を誘因とした3回の急性精神病状態となった。

　一方，高橋新吉は19歳で「ダガバジ断言」を発表しダダイストとしての旗揚げと同時に仏教への傾倒が始まった。しかし22歳のとき弟の死，義母の入籍を誘因に発病し50日間座敷牢に入れられた。その後参禅の度に精神的変調を来し，29歳のときは11ヵ月再び座敷牢に入ることになった。その後の奇行は数多くあったが積極的な治療までには至らず，むしろ禅の修行の結果52歳で印加をもらうまでになった（悟りの体得）。形而上的な詩は禅の基本的な視点で読み解くとある程度理解が可能である。

中也は森田療法を受けた後に,「悲しみのトランス」状態から解放された。しかし2冊目の詩集である『在りし日の歌』を小林秀雄に託して30歳の若さで死んでしまう。まるで創作活動に終止符を打ったように。それに対して新吉は病歴からも統合失調症と考えられるが,「禅―超越―形而上」世界を形成し,元来緊張病性レベルの性格をもろともせず,87歳まで創作活動を続けることができた。ここに「森田療法・禅」が二分した2人の運命が両人の詩を通して聞こえてくる（表Ⅸ-1）。

　中原中也は3回の病相は失恋,出版困難と我が子の死という心理的ストレスを誘因とした急性一過性精神病性障害であり非定型精神病である。一方,新吉は座禅の接心中に増悪するが,病歴から統合失調症であったと考えられる。「禅―超越―形而上」世界を形成した。元来,緊張病性レベルの性格である。よりカタトニアの症状に近いものである。

3．中也とキリスト教

　中原中也が洗礼こそ受けていなかったが,ほぼクリスチャンとしての経歴がある。もともと故郷の山口はザビエルの頃からカトリックの縁が深い。

表Ⅸ-1　中也と新吉の詩が共鳴する

中原中也	高橋新吉
18歳で泰子を失い発病 25歳で2回目の発症 （山羊の詩の発刊をめぐり） 29歳で我子・文也病死	ダダイスト 形而上的な詩
29歳で森田療法を受ける （中村古峡）	52歳で悟りの体得 （禅の印可）
「在りし日の詩」	禅詩人
30歳で病死 （結核性脳膜炎）	87歳で永眠

明治中期にはゾリオン神父が長期滞在し宣教した。中原中也の祖父母は信徒であり地理的,家庭的に深く影響を及ぼされていた。中也の庇護者であった関口隆克は,臨終の席で中也の最後の言葉を聞きとった。

「乱暴をしたり人嫌ひになったり自己嫌悪に陥りて,孤独の内に沈着することが度々あった。そんな時には中原は聖書を読み涙を流して独り祈ってゐた。祈りは真剣で痛ましく,堪え難い思ひをさせたが,やがて彼を優しい静かな人に戻し,毎時も人を愛する心とそのために苦しみ悩む心とを縒り合せた美しい詩稿を書かしめてゐた。中原は天主教会に行ったことはなかったであろうが,自らでは,カソリックの真実の教徒を思ってゐた。泥酔して教会に乱入し聖像の下にひれふして祈ったベルレーヌの逸話を感動をこめて物語り,キリストこそ彼の教主でありカソリックが単一の宗教であると確信をもって云った。子供が亡くなってから彼の詩風は一変したと言はれてゐるが,宗教に対する考も変った。それまで極端に忌んでゐた仏教を懐かしみ,死児が天国の神の下に戻り神となると云ふキリスト教の考へよりは,西方浄土に嬉戯してゐると説く仏教の説が意味深く憶へると談った」

「入院の急報によって馳けつけたとき,きれぎれの言葉の内に,『二つの教を同時に信ずること……。同宗同拝云々（うんぬん）』と云う呟きが聞きとれた。何を云はうとしたのであろうか」

中原中也の死に際して高橋新吉が書いた追悼文がある。

「私は,昨年の暮れに,ふとしたことから,キリストの神なるものが,バカにできぬものであることを,知ったのである。この事は私にとっては,70年の生涯で,はじめて知った事であった。聖書が,偉大な書物であることも,同時に知ったのであるが,私は,そのうち,よくよんでみようと

思っているのである．私は，神を信ずることもできると，思ったのだが，禅の境地と，別に，ちがっていると思えなくなったのである．
　中原が，「同宗同拝云々」といったのは，このことだなと思うのである．
　禅でも，カソリックでも，行きつくところはおなじである．
　宗教は，どの宗教も，表現や方法がちがうだけで，帰一するところは，おなじであるから，「二つの教を同時に信ずること‥‥‥」と，中也は，呟いたのに相違ない．まことに暗示に富んだ，驚くべき真理をふくんだ言葉である．
　新しき信仰の道を，中原中也は，いまわのきわに，関口隆克という，最も親しい友人に，さし示したのである．私は，この声に従って，進もうと思うのである」

　中也はキリスト教こそ自分にとって救世主であり，自ら真実の教徒であると思っていた．しかし子どもが亡くなってから彼の詩は一変し，それまで嫌っていた仏教を好むようになった．最後に近い時期に「２つの教えを同時に信ずること……同宗同拝云云」と言ったのだ．これはキリスト教も仏教も，どちらも同じものだという気持ちの顕れである．新吉は追悼文でさらに禅でもカトリックでも行きつくところは同じであると述べているのである．

第5節　ダダイズムと非定型精神病

　中原中也の初期の詩は非定型精神病の色彩を帯び新吉のダダイズムに影響されている。
「俺は昨夜宇宙が獲得できた」（中也）
「宇宙は俺だけのものだ」（新吉）

　しかし中也は森田療法を介して「あるがまま」の世界を詠むことになる。高橋新吉は大正11〜12年（22歳），「ダガバジ断言」，「ダダの詩三つ」，『ダダイスト新吉の詩』によりダダイズムによる形而上的な詩人として認知されていた。しかし2回の座敷牢体験により禅の世界に導かれ，ダダイストから決別して禅詩人へ変貌していった（表Ⅸ-2）。

1．ダダとはなにか

　第一次世界大戦の戦火を逃れてスイスのチューリッヒに集まった詩人ト

表Ⅸ-2　ダダイストから決別－その後に待っていたもの

中原中也	高橋新吉
汚れつちまつた悲しみに	皿
29歳で森田療法を受ける（中村古峡）	52歳で悟りの体得（禅の印可）
帰郷	留守
30歳で病死（結核性脳膜炎）	87歳で永眠

リスタン・ツァラらが，大正5年（1916年）に起こした芸術活動である。アカデミズムも未来派などの前衛芸術も戦争の前には無力であった。個人の感性を絶対とし，いっさいの既成価値を否定することが基本にある。反リアリズム，反文明，反客観の象徴といえる。

ダダは大正5年（1916年）スイスでおきたがその後フランスに活動場所が移った。

数年の命でアンドレ・ブルトンによるシュールリアリズムによって壊滅した。シュールリアリズムは自分の意志で無意識の世界を表現するという技法が明確であったためである。

当時フランスは無意識の世界を抽出したフロイトの精神分析が一世を風靡していた。

言語化，理論化の困難な形而上の世界ともいえる。

2．ダダと神話解放運動

ダダをもう少し掘り下げるために，突然であるが神話解放運動について紹介したい。簡単に説明すると次のようである
①外来文化と自己文化の分離
②祖先に対する信頼
③新たな基礎の再建
④最大限の解放への激しい熱望

民族の同一性の危機にさらされた原住民が再び自己の神話を解放しようとするが，無意識に自己破壊的，非現実的，非社会的内容を内包している運動である。

神話解放運動（Ellenberger）のメカニズムは無意識の機能として説明されている。
①記憶の保存，②体験の分離機能，③創造的機能，④神話的再生機能

ダダイズムとは，無意識の機能による「神話解放運動」である。それは得体の知れない不安への対処であったといえる。新吉にとってダダは自我を防衛するために必要な創作活動であった。「狂気」をはらんだ新吉の詩は「カタトニア－形而上」の世界が表現されている。
　50日間と11ヵ月の2回にわたる座敷牢の生活と父親の自殺は強制的に現実の世界に引き戻された。ダダでは自己防衛しきれない，ダダイズムを超える真の形而上学的な挑戦として禅の世界があった。悟りの会得は新吉にとって自我を守る道のりであった。
　中也もダダイズムに傾倒することで精神的変調から自我を守った。新吉は精神病質であったが，中也は神経症レベルであり自己の世界を独創的な創作活動へ展開した。しかし，あくまでも現実から距離を置く「悲しみのトランス」がテーマであった。
　森田療法のゴールも禅と同様，「形而上的世界」である。感情の上にあって「自然服従」を実践する森田によって「哀しみの世界」から解放されたが，詩の創作活動は終止符を打った。それは中也にとって死を意味した。

　まさに非定型精神病の病理が「無意識の神話解放運動」と読み替えるのも魅力的である。

3．高橋新吉と中原中也の出会いと別れ

　大正12年11月ごろ，中也が『ダダイスト新吉の詩』と出会う。
　昭和2年9月15日，中也が手紙に「高橋新吉論」を同封し新吉に送る。
　昭和2年10月7日，中也が辻潤の紹介状を持って新吉の下宿（吉春館）を訪れた。以後交友を結ぶ。2人で佐藤春夫の家を訪ねたことがある。九段下の泡盛屋でよく飲んだ。
　中也夫婦が花園アパートに引っ越したとき，荷車から降ろすのを新吉が手伝った。

第Ⅸ章　新しい歌　187

「歴程」同人会で喧嘩し，その後絶縁状態に。再会は中也の死であった。以下の中也の手紙は新吉へ宛てたものである。これには高橋新吉論という文章が添付されていた。いかに新吉に心が魅かれていたかがわかる。

　僕は貴兄の好きな無名の者です。僕は貴兄を結果的にといふよりも過程的に見て大好きなのです。二三日前初めて辻氏を訪ねたら貴兄に手紙を出してみるがいゝ、といはれたので，手紙を書かうとしたのですが，手紙つて奴が僕には六ヶ敷いから，過日書いた貴兄についての論文（？）を送ることにします。
　なにしろ貴兄が特異で在ることと，僕が論文を纏める才にひどく乏しい上に論文の大体の相手を持たないために随分変なものかも知れないが，単なる好意で書いたものでも単なる悪意で書いたものでもないのだから，
　読んだら返事を願ひます。
昭和二年九月十五日　　　　　　　　　　　　　　　　　　　中原中也
　高　橋　新　吉　様

第X章

キュブラー・ロスは モーツァルトのレクイエムを 知っていたのか

第1節　死の臨床から学ぶ

　キュブラー・ロスの示した,「死に向かう人の心理過程」は,モーツァルトのレクイエムの曲構成と非常に酷似している。そのものである。このことを筆者は以前より気がついていた。モーツァルトの正式名は Wolfgang Amadeus Mozart で,35歳10ヵ月の若さで亡くなった。モーツァルトは諸説あるなかで,トゥレット障害（Tourette syndrome）であったと言われている。これは音声や行動のチック症状が特徴である。運動チック顔面の素早い動き（まばたき,顔をしかめるなど）,首を振る,腕や肩を振り回す,体をねじったり揺すったりする,音声チック咳払い,短い叫び声,汚言症（罵りや卑猥な内容）などがみられる。この症候はカタトニアの色彩が色濃く認められる。そのモーツァルトの作品であることは偶然であるが興味深い。

　レクイエムは死者のためのミサ曲であり,未完の最後の作品となった。この14曲の構成が死に向かう人の心理過程と見事に一致するのである。両者とも死に向かう思いの心の動きであるが,決して悲観的な方向ではない。図X-1に「希望の道」としてまとめた。

第Ⅹ章　キュブラー・ロスはモーツァルトのレクイエムを知っていたのか　189

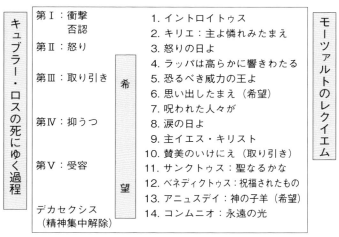

図Ⅹ-1　希望の道

　まずイントロイトゥスでは，死の宣告を受けた「衝撃（第Ⅰ段階）」を，ニ短調の暗いリズムで始まり歌詞も死を意識した曲となっている。続くキリエでは「主よ憐れみたまえ」と，「否認（第Ⅰ段階）」を表現している。さらに続唱の「怒りの日よ」は，まさに「怒り（第Ⅱ段階）」の曲である。同時に4曲目の「ラッパは高らかに響きわたる」は歌詞からしてその心理背景には「希望」があることのメッセージとなっている。それに続く「恐るべき威力の王よ」，「思い出したまえ」，「呪われた人々が」は「取り引き（第Ⅲ段階）」を意味している。そして「涙の日よ」はまさに「抑うつ（第Ⅳ段階）」である。

　モーツァルトはこの曲の数小節を書いて亡くなった。残りの構成を弟子のジュースマイヤーに伝えた。「涙の日よ」の後に，「アーメン・フーガ」を指示したが，ジュースマイヤーはそれに従わなかった。結局「悲観と受容（第Ⅴ段階）」の間を揺さぶるような構成を選択した。それは「主イエス・キリスト」，「賛美のいけにえ」で，「悲嘆・抑うつ」と「取り引き」を往復し，「聖なるかな」，「祝福されたもの（受容）」，「神の子羊（希望）」の順となっている。最後のコンムニオ（永遠の光）であるが，曲はイント

ロイトゥスの 20 小節目の長調で始まる。その響きはあくまで無抵抗であり，歌詞では悟りの境地を語っている。まさにデカセクシス（精神集中解除）を表現している。しかし，モーツァルトのレクイエムもキュブラー・ロスも「死にゆく過程」を辿っているが，重要なのはどんな状況でも人は強い「希望」をもっているというところにある。

さて本章は，本書のまとめとしての任務がある。重複する内容や図表もあるが，重要なポイントとして認識してほしい。そのなかでもこの死の臨床から 2 つのことを主張したいと思っている。本来なら非定型精神病の発症メカニズムについて論ずるべきだが，ここで治療的な観点も含め，患者家族の心理変動を取り上げる。これは患者の親の場合と，兄弟の場合で大きく違いがある。そのことが発症，再燃に大きくかかわっていることがわかる。

2 つ目にⅡ章とⅤ章でも述べているが，あらためて「女性の心身相関」における，変化する心理反応が心身の症状形成にどのようにかかわっているかをまとめる。非定型精神病者の多くは慢性に心身のストレス（月経関連症候群，慢性身体疾患や自己免疫疾患など）が存在する。そこに急性のストレスが加わると精神病性症状（錯乱，幻視，意識変容体験）が生じて急性に発症する。その臨床経過中は身体症状が消失したり，超越的な自我表出など特異的かつ多彩な臨床経過を経由して「完全寛解」する。なぜこのような病態生理・反応が女性にみられるのか，その理由は謎である。

しかしその手がかりは当然「女性・性」にある。こころの問題から急に生物学的視点に目を移すとその落差に戸惑うが，筆者は「女性・性」にある性周期性，それが機動力になっていると思われる自己治癒力に注目している。それに隣接する光，時間，空間のない，いわゆるカタトニアの世界から「分け隔てる力」を「女性・性」がもっている。症状形成を極性と周期性でみてとると，振動性と波動性に支配されている。振動性は無動，けいれんの方向を示すが波動性は気分高揚や低迷症状を発現させる。生命は

健全な波長に基づく振動体である。一方，病的な波長に基づく疾患特異的な振動が病態生理，臨床症候として現れている。その波長に「女性・性」，特に月経周期がかかわると筆者は考えているのである。

　キュブラー・ロスの示した，「死に向かう人の心理過程」が，非定型精神病，そして家族の心に共鳴している。この次元で未解決の問題に注目することが，当事者たちの心の声をくみ取ることになる。そして生物学的治療を超えた回復をもたらせるのだ。

第2節　病者と家族の心理的危機

まず，その心理変動期の基本であるキュブラー・ロスの死にゆく過程のチャートとその概要を図X-2と図X-3に示した。

「死にゆく過程」

第I段階：衝撃・否認；自分の致命的疾患を知って「衝撃」を受けるが，それを「否認」しようとする（緩衝装置）。

第II段階：怒り；否認しきれなくなると，この運命に対して「怒り」が生じ，神，家族，医療スタッフに対しても攻撃性を示す。

第III段階：取り引き；変えられない運命を認める代わりに，「せめて死ぬ前に息子の結婚式に出たい。それができれば医師のどんな指示にも従う」など延命の取り引きをする。

第IV段階：抑うつ；衰弱が進行すると，2種類の抑うつ状態になる。反

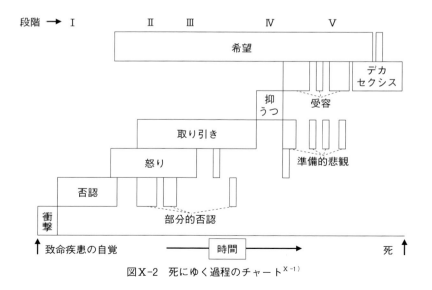

図X-2　死にゆく過程のチャート[X-1)]

第X章　キュブラー・ロスはモーツァルトのレクイエムを知っていたのか　193

> **第Ｉ段階：衝撃・否認**
>   自分の致命的疾患を知って「衝撃」を受けるが，それを「否認」しようとする。（緩衝装置）
>
> **第Ⅱ段階：怒り**
>   否認しきれなくなると，この運命に対して「怒り」が生じ，神，家族，医療スタッフに対しても攻撃性を示す。
>
> **第Ⅲ段階：取り引き**
>   変えられない運命を認める代わりに，「せめて死ぬ前に息子の結婚式に出たい。それができれば医師のどんな指示にも従う」など延命の取り引きをする。
>
> **第Ⅳ段階：抑うつ**
>   衰弱が進行すると，2種類の抑うつ状態になる。反応性抑うつ（経済的困窮）と準備的悲嘆（決別の覚悟）である。
>
> **第Ⅴ段階：受容・デカセクシス：Decathexis（精神集中解除）**
>   嘆きや悲しみを終え，衰弱状態の中にある程度静かな気持ちで死を待つことができる。

図Ⅹ-3　死にゆく過程の心理的過程

応性抑うつ（経済的困窮）と準備的悲嘆（決別の覚悟）である。

　第Ⅴ段階：受容・デカセクシス（Decathexis, 精神集中解除）；嘆きや悲しみを終え，衰弱状態の中にある程度静かな気持ちで死を待つことができる。

1. 患者家族の心理変化

　非定型精神病の家族の心理変化については，感情表出の研究の観点からすでに記述した。ここではその観点から離れ，キュブラー・ロスの死にゆく過程のチャートに照らし合わせて考えてみる。実に一致することが多いのだ。精神病の患者と共に生きる家族は死の臨床のテーマに近いということか。切ない話であるがそれぐらいの気持ちであることを治療者は知って

おくべきだ。

さて家族といっても立場によって大きくその心理反応は異なる。まず親の場合，一般に母親である。患者は若い女性であることがほとんどである。チャートにあわせて記述する。

あくまで，一つの例であるが「母親の場合」の典型例を紹介する。その要点を図X-4に記した。

第Ⅰ段階：衝撃・否認
　急性精神病の形で発症するため，親の衝撃は絶大である。完全寛解するため，病気であることは受け入れることはできない。否認である。自分の心にしまい込む。

第Ⅱ段階：怒り
　再発を繰り返すことで怒りに転じる。怒りの矛先が患者に向かう。再発の原因は，本人の生活様式や興味の対象にあると考える。この怒りは人格の否定に発展する。

第Ⅲ段階：取り引き
　この時期が長い。繰り返す再発から変えられない運命を認めざるを得なくなる。だったら本人言行動に監視して侵略的なかかわりを持つようになる。本人の希望するような生活をすべて禁止する。自分の言うとおりの生き方をすれば，裕福な生活をさせてやるというような，「取り引き」しながら本人の人格を強く否定してしまう。

第Ⅳ段階：抑うつ
　繰り返す再発は母親の心身を衰弱させていく。自分が生んだ娘である。自分に責任がある。本人が悪いわけではない。この重い運命を抱えきれず，気分が落ち込んでくる。患者に対しても今までのように目が届かなくなる。病気の存在を認めざるを得ない。本人の将来に対してサポートできなくなる時期の恐怖と不安に悩まされる。

第Ⅴ段階：受容・デカセクシス（Decathexis，精神集中解除）
　自分自身の衰弱状態の中にあって，ここまできて初めて病気，本人の人格を受容する。「好きなことやればいい。病気になったらそのとき考えればいい」という心境になる。

図X-4　非定型精神病の家族の心理過程

第Ⅰ段階：衝撃・否認

　急性精神病の形で発症するため，親は大きく動揺する。その衝撃は大きい。特に若い女性であることが多いので，特に衝撃は大きい。病相期は混乱のうちに過ぎ去って何事もなかったように完全寛解する。そのため，病気であることは受け入れることはできない。否認である。何事もなかったように振る舞い，親戚や友人，兄弟にも知らせず，自分の心の中にしまえるものならそうしたいと願う。初発後は再発しないかぎり何の変化もない。親は否認しながらもまた同じ体験は絶対したくないと思う。常に再発の心配をして不安を持っている。早目に人生の指針を立てられれば，それにこしたことはないと思う。早期の結婚や就職である。そんな思いのため患者への介入が強化される。患者はその過剰なかかわりをストレスに感じている。

第Ⅱ段階：怒り

　残念ながら非定型精神病は再発するのが運命的である。こんなに用心していたのに再発してしまったことには，怒りを感じる。治療者に対する不信感も出てくることがある。問題なのはこの怒りの矛先が患者に向かうことがあることである。再発の原因は，本人の奇妙な生活様式や興味の対象にあると母親は考える。母親の希望するような花嫁修業のようなことには興味を示さない。母親の趣味とはかけ離れたものを好む。ファッションも受け入れられない。女性的なものより男性的なものを好んだりする。また占いや超能力などに興味を持つことがある。すべて受け入れられない。そんな生活をするから再発するのだと思う。怒りは本人に向いてしまう。

第Ⅲ段階：取り引き

　この時期が長い。繰り返す再発から変えられない運命を認めざるを得なくなる。だったら本人言行動に監視して侵略的なかかわりを持つようになる。本人の希望するような生活をすべて禁止する。自分の言うとおりの生き方をすれば，裕福な生活をさせてやるというような，「取り引き」しながら本人の人格を否定してしまう。母親はそのことに気付かない。再発させなければそれでいいと思うようになる。

第Ⅳ段階：抑うつ

　繰り返す再発は母親の心身を衰弱させていく。自分が生んだ娘である。自分に責任がある。本人が悪いわけではない。この重い運命を抱えきれず，気分が落ち込んでくる。患者に対しても今までのように目が届かなくなる。そんなときも再発することがある。病気の存在を認めざるを得なくなる。本人の将来に対しても何もしてやれない。サポートできなくなる時期が近い将来くることの恐怖と不安に悩まされる。

第Ⅴ段階：受容・デカセクシス（Decathexis，精神集中解除）

　嘆きや悲しみから，自分自身の衰弱状態の中にあって，ここまできて初めて病気，本人の人格を受容するようになる。「好きなことやればいい。病気になったらそのとき考えればいい」という心境になる。

　この「受容」の時期に早く導く必要がある。治療者の力だけでは困難であるが，このような対応を親ができるようになると，明らかに再発は減少する。その時期はさまざまであるが多くの場合，親は「受容」するようになる。

　問題は兄弟である。この受容は困難で，できたとしても時間がかかることが多い。

　兄弟の場合である。図Ⅹ-5に要点をまとめた。

第Ⅰ段階：衝撃・否認

　急性精神病の形で発症するが，初発のときは母親のブロックで発病したことを後で知ることが多い。そのために衝撃は免れる。子どものため病気に対する知識もなく理解ができない。告知されても認知できず，結局否認していることと同じである。しかし何かが起きていることはわかっているので，患者とは少し距離を置くようになる。この時期は年齢によってはとても長くなる。親が動揺していても協力的でなく親の務めと思い，避けるようになる。親も心配させないようにと思い，また兄弟への影響があったら大変とむしろ近づけないようにする。そして病気ではないと説明したり

> **第Ⅰ段階：衝撃・否認**
>   発症を知らされないため衝撃は免れる。知っても認知できず否認と同等である。兄弟同士の距離ができる。再発は人格，性格を否定するようになる。
>
> **第Ⅱ段階：怒り**
>   親が高齢化し，また病気を「受容する」ようになるので，かかわりが増えてくる。「怒り」が生じ被害的になる。しかしこの怒りはアンビバレンツでもある。怒りと同時に何もできない自分に対して罪悪感も芽生えてくる。
>
> **第Ⅲ段階：取り引き**
>   この時期は，怒りとともに長く存在し，ここに最後まで留まることも多い。兄弟から母親役をするようになる。怒りは根底に「被害感」をもっていて「取り引き」行為のエネルギーとなる。本人の言行動に監視して侵略的なかかわりを持つようになる。自分の都合のいい姿に近づけようと患者の人生を操作しようとまですることがある。
>
> **第Ⅳ段階：抑うつ**
>   繰り返す再発によって自分のかかわりかたに間違いがあったと気づき，罪責感に悩まされるが，根底の怒りは収まっていない。そのため明確ではない。
>
> **第Ⅴ段階：受容・デカセクシス**（Decathexis，精神集中解除）
>   兄弟の場合非常に困難である。親のようにいかない。

図Ⅹ-5　非定型精神病の兄弟の心理過程

する。

　再発をしても現実を直視しようとしない。徹底的に否認である。少しずつ兄弟でありながらその人格，性格を否定するようになる。患者はその過剰なかかわりの親よりはストレスを感じない。むしろ兄弟に対して引け目を感じるようになる。また少なくとも自分の理解者ではないと確信するようになる。

　第Ⅱ段階：怒り

　再発を繰り返すことで，少しずつ兄弟にも影響が出てくる。親が年老いてくるからだ。また親が病気を「受容する」ようになるので，そのことを

受け入れられない。まるで責任を放棄しているように感じる。また親の目が離れるから再発するとも思うようになる。回避していた時期から現状に対して「怒り」を感じるようになる。しかしこの怒りはアンビバレンツでもある。病気の兄弟に怒りを感じている自分に対して罪悪感も芽生えてくる。

　母親が嫌がっていたはずの本人の奇妙な生活様式や興味の対象に対して，今度は兄弟が否定的になる。この時期は母親は「受容」している。患者の好きなファッションも占いも超能力などすべてにアレルギーがある。母親のかわりに人格の否定を演じてしまう。

　第Ⅲ段階：取り引き

　この時期は，怒りとともに長く存在し，ここに最後まで留まることも多い。兄弟から母親役をするようになる。怒りは根底に「被害感」をもって本人に対するネガティブな対応のエネルギーとなる。「取り引き」行為としてはさまざまであるが，病気を認めるかわりに，徹底して再発防止のため本人の言行動に監視して侵略的なかかわりを持つようになる。自分の都合のいい姿に近づけようと患者の人生を操作しようとまですることがある。この時期を脱することが，兄弟にとってまた患者にとって受容である。

　第Ⅳ段階：抑うつ

　繰り返す再発によって自分のかかわりかたに間違いがあったと気づき，罪責感に悩まされるが，根底の怒りは収まっていない。そのため明確ではない。

　第Ⅴ段階：受容・デカセクシス（Decathexis，精神集中解除）

　この受容が問題である。兄弟の場合非常に困難である。親のようにいかない。親が到達した「好きなことやればいい。病気になったらそのとき考えればいい」という心境を目標に治療者は兄弟にも目を向けることが大事である。

　このような親や兄弟の心理変化過程を非定型精神病に特化するものではない。精神病者を抱える家族の言えることである。しかし非定型精神病では症候，臨床経過の特徴からその心理過程の変化が特に強調される。

第3節　心理変化過程に伴う疾患
―心身症から精神病まで

　この心理反応は死に向かうときばかりでなく，ごく普通の臨床場面で遭遇する。神経症者の葛藤，パーソナリティ障害や適応障害の症状形成，摂食障害の強迫性，現代型うつ病にみる他罰的反応，軽症化した統合失調症などその視点で焼き直すと，キュブラー・ロスが示した，5段階の心理反応のどこかのステージに位置している，または留まっていることがわかる。さまざまな疾患の臨床経過とも一致するのである。またその変動（心身相関反応）を主体としてレジリアンスに至るというように言い換えることもできる。段階別に具体的な疾患，障害に置き換えると図Ⅹ-6のようになり多少補足した。

①過剰な心理・身体的ストレスは衝撃であり，受け入れることができない。その代表は急性ストレス障害である。
②不条理な環境，運命は怒りを呼び起こす。胃酸分泌は亢進し内分泌も混乱する。基本的な心身相関反応として心身症が発症する。時にこのストレスが急性精神病を引っ張り出すところが軽視できない事実である。
③心身相関反応を軽減しようと取り引き，防衛反応をする。それが不安障害や身体表現性障害を発症させる。

第Ⅰ段階：衝撃・否認➡過剰な心理・身体的ストレス
　　　　　　　　　　（急性ストレス障害）
第Ⅱ段階：怒り➡心身相関反応→心身症、急性精神病
第Ⅲ段階：取り引き➡不安障害、身体表現性障害
第Ⅳ段階：抑うつ➡気分障害、その他の精神疾患
第Ⅴ段階：受容・デカセクシス（精神集中解除）
　　　　　　➡レジリアンス（自己治癒）

➢様々な疾患の臨床経過とも一致する
➢心身相関反応を経由してレジリアンスに至る

図Ⅹ-6　死にゆく過程の心理的過程の応用

④心理的葛藤や慢性に経過するストレスは抑うつ状態となり，気分障害，その他の精神疾患に至る。
⑤受容することはレジリアンス（自己治癒）を導く。

　「死に向かう人の心理的過程」は時間をかけて受容に到達する。しかしその過程の中にある心身相関反応は急性に生ずることが多い。すなわち，急性精神病は究極の心身相関反応ということができる。心身両面にわたる過剰なストレスは自律神経機能，神経内分泌機能，精神免疫機能，月経周期などを介在して種々の身体症状を発現させる。その治療は重要であるが，その一方でこれらの身体症状（心身症）は急性精神病発症には防止システムとして作用している。しかしいったん急性精神病が発症すると身体的機能異常は作動せず，なかには検査上見かけ上ではあるが正常化するものもある。その後，回復期には再び身体症状が表面に出てくるのである。この考え方を踏襲したのが図Ⅹ-7である。

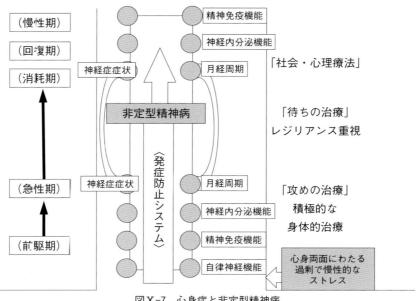

図Ⅹ-7　心身症と非定型精神病

第X章 キュブラー・ロスはモーツァルトのレクイエムを知っていたのか　201

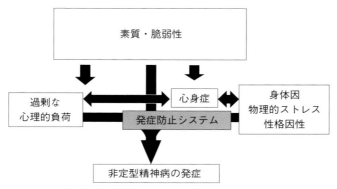

図X-8　心身両面にわたる疾患の発症メカニズム

　心身症から急性精神病，ここでは非定型精神病のことであるが，そこに至る発症メカニズムを心身相関反応軸にしてまとめたのが，図X-8であるが，説明の都合上再度掲載した。疾患発症には個人の素質，脆弱性が遺伝的に用意されていることが推測される。過剰な心理的ストレスは心身症を発現させる。身体的，物理的ストレス，性格要因も心身症には大きく影響し，その発症防止システムが破綻すると非定型精神病に至ることがある。ここで急性精神病の臨床経過を心身相関の観点でまとめると表X-1となる。

表X-1　非定型精神病の臨床経過−心身相関の観点より

Ⅰ．慢性のストレス状態（A.身体的，B.心理的ストレス）
Ⅱ．発病準備状態
　　1．慢性身体疾患の悪化
　　2．慢性心理的ストレスの増強
　　3．病前性格の尖鋭化
　　4．発症直前の心身両面にわたるストレス
Ⅲ．前駆期
Ⅳ．前兆
Ⅴ．発病初期
Ⅵ．急性精神病期
Ⅶ．鎮静期
Ⅷ．慢性期，再燃
Ⅸ．寛解期
Ⅹ．再発・予後・転帰

この詳細は第Ⅱ章で述べているが，ここでは発症にかかわることだけに注目して新たな考察を加えた。

1. 過剰な慢性のストレスが自己免疫反応を導く

1） 身体的ストレス

慢性のストレス状態には身体的（A）および心理的（B）ストレスがある。身体的ストレスには慢性扁桃腺炎，慢性中耳炎，アトピー性皮膚炎，月経困難症，月経前症候群（PMS），月経前不快気分障害（PMDD），多嚢胞性卵巣症候群（PCOs）などの慢性疾患が多い。また甲状腺および副甲状腺機能障害，シェーグレン症候群，関節リウマチなどの自己免疫疾患も特徴的である。さらに高齢化もその要素となりうる。

この自己免疫疾患の観点が，将来非定型精神病の真の原因解明に結びつく可能性が高い。図X-9にこの観点での仮説を示した。前述に列挙された具体的な自己免疫疾患のレベルではなく，まさに自己を異質と認識してしまう生命体の反応である。常にその危機にひとは接遇している。しかし健康な生命体は多少の認識違いがあっても，恒常性を多々持つための十分

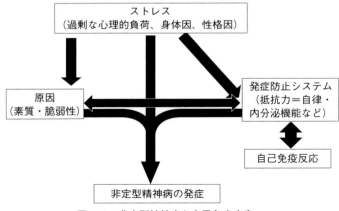

図X-9　非定型精神病と自己免疫疾患

な抵抗力を持っている。この抵抗力が弱いというのはどういうことか。一般に抵抗力とは生物学的には免疫力の強さととらえる。ある許容範囲ではその免疫力によって乗り越えることができる。その考えから少し離れよう。もともと抵抗力の弱いひとは，より強い免疫力を発揮して病気を乗り越えようとする。だから常に免疫性が高まり，その感度が亢進する。だから治療としては免疫性を弱めることが必要になる。統合失調症も同様に考える。ドパミンが亢進しているのではなく，もともとドパミン機能が脆弱，低下している。ストレス耐性が弱いのである。それをカバーしようとしてドパミン代謝回転を速め，ドパミンの過剰な放出が起きている。だから抗ドパミン剤を使用する。抵抗力の弱いひとは免疫抑制剤を使用するのと同じである。この抵抗力の弱さの本体が非定型精神病の真の原因である。

2）心理的ストレス

心理的ストレスとしては，個人・家族内問題，職場・社会的ストレス，孤立化，ライフステージ特有のストレス，発達障害やパーソナリティ障害が挙げられる。

最近フレイルという言葉を聞くことがある。これは高齢化社会における警告なのだが，心身両面においてという点で注目されている。ここで使用しているフレイルとは虚弱と訳されている。身体的フレイル，社会的フレイル，心理的フレイルと3つの領域を指摘している。身体的フレイルは筋力低下であり，社会的フレイルは孤立，心理的フレイルはうつ病などの精神疾患である。

このフレイルの言語源流にシェイクスピアのハムレットに出てくる格言となった言葉を思い出す。

Our frailty is the cause, not we!

「ああ，私たち女の弱さがいけないんだわ，私たちのせいじゃない」

ハムレットの母親が夫の死後，直ぐに夫の弟と結婚することがどうしても納得いかない。いともやすやすと心変わりする女心を女性のフレイルと

> 弱きもの、汝の名は女なり。
> Frailty, thy name is woman.
>
> 『ハムレット』1幕2場

図X-10　フレイルの源流

言っている。女性の弱さでもあり，強さでもあると解釈されている（図X-10）。

　社会的フレイル，すなわち孤立化，独居というのは心理的ストレスとして重要である。高齢化でなくても非定型精神病の病前性格が自己完結的な達成感も求める閉鎖的なところがある。そのため自ら孤立していく要素を持っている。また独特の行動様式は人が離れていることもある。家族，特に兄弟や友人の支援を得にくい。これらは自覚できない慢性のストレスである。ましてや一度発症し，再発を繰り返すことの危機感は持続的な心理的ストレスも根底にある。

　この女性の文脈から女性に特化した非定型精神病の発症に関してフレイルを持ち出すのはいささか強引な感じもある。しかしカタトニアに至らない非定型精神病，そこに留まるのは，女性のフレイルであり，月経機能であると言いたい。

2. 発症準備状態

　徐々に発病に近づいていることが心身へさまざまな変化として現れる。この時期は発症直前ではないので，見逃されることも多いがこの時点で身体疾患の治療を積極的にすることが本格的な発症を予防する可能性がある。

（1）慢性身体疾患の悪化：PMSではその症状が際立ってくる。自己免疫疾患，甲状腺機能異常ではホルモンの変動が大きくなり悪化する。

（2）慢性心理的ストレスの増強：身体的な負荷が悪化しているにもかかわらず，以前にもまして自己完結的達成感を求めて，強迫的な努力

を強化する。そのために自覚しないが心身は衰弱している。
（3）発症直前の心身両面にわたるストレス
① 身体面：この時期に一致してたまたまケガなどで（整形）外科的物理的制限（強制的安静）などされるとこのストレスに対処できなくなり，睡眠薬の無効な睡眠障害に至る。
② 心理面：強迫的なさまざまな努力が波紋を呼び，対人関係に亀裂が起きる。そのため段取り重視である特有の日常の習慣が乱れてくる。もろにさまざまな抵抗力の弱さを露出している。

3. 前駆期

さらに急性精神病発症直前には，前駆症状として，感冒様症状（微熱，咽頭痛）などの身体症状も特徴的だが，不可思議なことが認められることがある。それは慢性のストレス要因であった甲状腺機能異常，リュウマチ症状，PMS症状などの症状が軽減，改善することがある。まるでてんかんの脳波における強制正常化に似ている。免疫力以外の発症防止システムの崩壊である。肝臓が肝炎のときトランスアミナーゼが亢進し，その機能を失った肝硬変では正常値を示すのとも同様だろう。まさに「非定型精神病は究極の心身相関反応」という意味がわかっていただけると思う。

第4節　レクイエムにみる生命の振動

　あらためてレクイエムも聴いてほしい。キュブラー・ロスの表現した命の段階が音で共鳴している。筆者は精神疾患の病態研究を生体リズムの観点から接近することに長い間挑戦してきた。生体リズムはまさに生命の音のようなものである。

　気分障害，なかでも季節性感情障害はその生体リズムを背景にした代表的な疾患である。生命に固有の概日リズムは脳内環境の恒常性には欠かせない。生命を言い換えるとリズムを発する振動体の集合体とみなすことができる。また精神疾患発症メカニズムを当てはめると，ある発光体が特定の光の周波数の照射を浴びて発光することを連想させる。個人の素質，脆弱性をもつ中枢を振動体，発光体とみなす。またさまざまなストレスが特有の波長を示す光照射，そして急性精神病の発症を発光（炎色反応）と置き換えると興味深い。

　振動体の集合体としての生命はその数が多いほど，リズム振動機構は安定する。すなわち生体時計は正確に概日リズムを生み出すのである。その中枢は視交叉上核にあり，最近では細胞レベルで酸化還元酵素（ペルオキシレドキシン）にも概日リズムがみられることがわかったという。このような生体リズムは概日リズムだけでなく，秒単位の自律神経，脳波，また今回最も強調したい月単位の月経周期を生み出している。

　月経周期における人の体温の日内変動は，特に黄体期の生物学的脆弱性を主張してきた。それとは別に，非定型精神病者やPMSの基礎体温をみると，実に規則的でその周期も安定していることが多い。強制正常化のようにみえる。対抗力の弱さからその周期的なシステムを強化して対抗しようとしているように思える。

　この基礎体温の変動（高温相，低温相の二相性），内分泌のパルス分泌など生命が振動性，波動，周期性を有するという重要な現象である。精神

疾患も結局その性質を踏襲して躁うつ病の二極性，統合失調症のカタトニア症状，てんかんの強直，間代性けいれんなどまさに「振動する生命」の証である。

1．究極の心身相関―非定型精神病

　非定型精神病の臨床研究を始めたころ，まさか究極の心身相関として本疾患をとらえるとは思わなかった。しかし今は発症の源流に共有した生命の反応がみられるという点で非定型精神病をそのように考えるようになった。ここで臨床経過や症状形成に心身相関反応がかかわり，さらに女性・性が深く関連していることを実感するため，ここで非定型精神病をまとめてみたいと思う。

1）臨床経過特性
①桜島が噴火するように急激である：
　いわゆる急性精神病の中核となる。ただし急性症状出現に至るまでに各種身体症状や頑固な不眠などの前駆期，前兆があったことが，詳細な聞きとりで後になってわかることがある。このことは初発時には無理であるが，その後の再発の予兆として役に立つ。
　また非定型精神病は再発を繰り返し慢性に障害がつきまとう。そのため病型が変わってくる。常に急性精神病の形を保持するものもあるが，多くは双極性障害，特に躁状態が前面に出るタイプが多くなる。なかには統合失調症として診断されるものもある。時間が経過することによって，急激な発症の勢いはなくなる。
②病相性疾患である：
　病相性の疾患であることを，言い換えて一過性とか周期性の経過をとると表現する。病相期は長くても3～6ヵ月であり，原則完全寛解する。初発では1ヵ月前後で寛解する，いわゆる急性一過性精神病性障害，短期精

神病性障害の診断が適切な症例もある。また過剰な薬物治療による鎮静や物理的抑制が長期にわたると，なかなか寛解に至らない場合もある。心身も衰弱して慢性期の統合失調症に酷似した状態になることもある。臨床経験によってその鑑別はそれほど困難ではないが，治療方針が大きく違ってくるのでこの認識は重要である。また自然寛解も含め，とりあえずの予後は悪くなく完全寛解するが，再発は多く長期経過では必ずしも予後良好と手放しでは喜べない。このことがかえって家族にとっての対応の問題が生じる。高 EE，過剰で侵略的なかかわり，疾患受容の遅れなどである。

③意識，情動，精神運動性の障害が複雑に絡む：

意識変容，浮動性の幻覚（幻視）や妄想（宗教的課題，超越的課題）が多い。器質性精神病を思わせるが，もともと持っている自己免疫疾患など身体疾患も病相期に軽快することもあり，身体因を明確にできない。さらに病像の基盤には気分障害に似た高揚病相，低迷病相がみられるが，主に高揚病相が主である。低迷病相は示さない症例もある。

④器質的精神病を疑わせる症候がありながら，発症には確実に心因がある：

心因の存在は不可欠である。意識の変容や幻視は器質性精神病を思わせるが，心因反応の形で発症するようにみえながら圧倒的に強い精神病性の症状を示す。遺伝性負因も多い。

⑤性格傾向として，規範性志向と超越志向性の相克（そうこく）が挙げられる：

これは大人しい保守的な傾向と一発勝負を好むという両価性を持っているという意味である。一般には勝気，熱中型，自己完結型生きがいの追及と，控えめ，段取りを重視する強迫的傾向が指摘される。

2）非定型精神病の象徴である妄想と心理的負荷の特徴

発症の誘因となる心理的に過剰な負荷にも特徴がある。それは特有の日常の習慣の破綻である。言い換えると，当事者は常に自己完結的な達成感

を求め，そのための強迫的な努力をしている。その結果，自生的ストレスが産生され蓄積されている。馬鹿げた程の強迫的な努力にもかかわらず，こだわった段取りを遂行できなくなり破綻することが発症の契機となる。これが前述の規範性志向と超越志向性の相克の意味である。

　また，元来の性格はおとなしく保守的，人見知りをするようなタイプである。その性格からはあまり連想のできない，いわゆる「柄にもない恋愛体験」，さらには予想外の「晴れの舞台の用意」などの体験をするとき，発症することがある。

3）女性と非定型精神病

　以上がおおむね統一した症状特性であるが，筆者はこのような病像を示す症例に女性が多いことを以前より認めていた。しかし，気分障害など他の疾患でもみられるように操作的診断の視点で診断すると，その診断スペクトラムは広がっていく一方である。その結果代償として，病態特徴を失っていった。例えば，かつて注目された季節性感情障害は，もともと若い女性で夏と冬で10kg以上の体重差があり，さらに月経前緊張症をもつ女性に多いと報告された。しかし現在ではこのような臨床特徴を無視し，季節型だけが認められている。病因と深く関連しそうな特徴はことごとく削除されるようになった。非定型精神病も元来「女性・性」に注目した研究もたくさんあったが，現在は皆無である。その中で筆者は非定型精神病像と「女性・性」の関連に粘り強くこだわってきた。異論も多いとは思うが，本書では非定型精神病像が随所でどのように「女性・性」がかかわっているか，述べてきた。本章でも再度その要点をまとめたいと思う。

第5節　カタトニアと非定型精神病

　本書の最も重要な筆者の主張は，非定型精神病にカタトニアを含まないというものである。その制御機構に「女性・性」がかかわっていると考えている。Ⅰ章の最後にも引用しているが重要なのでここでも図Ⅹ-11に示した。

1．カタトニアとは

　カールバウムは，当時の定型性狂気のなかに特徴的な症候だけを抽出してカタトニアとして独立疾患を主張した。特に筋肉性の諸症状，すなわちてんかんの形の発作，いろいろなけいれん性状態などに注目した。要するに症状の外観である。本人の内的体験とは違う。いかにもしかめっ面，常同行為など辛そうであるが，筆者は実は内的には快の世界ではないかと考えている。

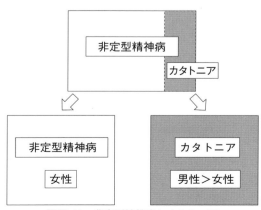

図Ⅹ-11　非定型精神病とカタトニア

2. カールバウムが報告した症例

　カールバウムが報告した症例25例の概要を表X-2～4に示した。表X-2によるとまず25例中75％が男性である。年来も20歳から45歳と比較的若いのが特徴である。カタトニアが非定型精神病に含まれないという主張に少し肯定的な症例である。

表X-2　カールバウム症例の臨床背景

年齢：　31.5 ± 8.1 (20～45) 歳［平均 ± S.D.（範囲）］
性別：　75 %（男性割合）
家族歴：　3.8 %（家族歴保有率）
既往歴：　57.7 %（既往身体疾患・精神疾患保有率）

　表X-3は性別の臨床特性の比較である。はっきりしているのはカタトニアの主たる症状は昏迷とけいれんである。特に男性では全例昏迷に至っている。それに対して女性例は全例躁的興奮を示している。この段階でも非定型精神病とカタトニアが別であることを支持している。

　表X-4は恍惚感についてであるが，その頻度は必ずしも高いものでもないが，躁的興奮には伴いやすいことを示している。

　以上の特徴から現在のカタトニアの概念，Fink & Taylor の推奨するカタトニアの診断基準を照らし合わすとどうだろうか[II-13]。残念ながら外観の特性を重視してカールバウムの「熱情的な恍惚」や「けいれん」を二相性の心身の変動をとらえていない。

　要するに非定型精神病もこのカタトニアと同じ運命をたどっている。ましてや症候群ととらえられているカタトニアを包含すればなおさらである。

表X-3　カールバウム症例の性別特性

	抑うつ気分	躁病エピソード		緊張病エピソード	
		幻覚妄想 躁的興奮	恍惚感	昏迷	けいれん
全症例	50 %	76.9 %	30.8 %	92.3 %	42.3 %
男性のみ	50 %	72 %	22 %	100 %	50 %
女性のみ	50 %	100 %	50 %	83 %	33 %

表X-4 カールバウム症例の症状特性

	恍惚感	緊張病エピソード	
		昏迷	けいれん
躁的興奮あり	35 %	95 %	40 %
躁的興奮なし	16 %	83 %	50 %

3. パウライコフの挿話性緊張病

パウライコフ[II-14]の挿話性緊張病は重要な見立てである。1969年は一応非定型精神病の概念があった。その中から挿話性緊張病を一類型として取り出した。その特徴は以下のようである。

①勤勉，信仰心に厚く，まじめで頑固な人に好発。
②不安・焦燥の前駆期の後，昏迷と興奮の病像が支配し，主に宗教的内容を主題とした幻覚・妄想，攻撃性が出現する。
③このエピソードは数週以上続くが，欠陥を残さず回復する。

これはゴッホがそうではないかと言われている。ゴッホがそうであるように男性・性の弱い症例が多い。これはすでに述べた非定型精神病の性を超えたところに存在するという主張に合致する。

しかしパウライコフは，あくまで非定型精神病の亜型としたので，カタトニア症状を非定型精神病から外すための操作ではなかった。非定型精神病からカタトニア症状を省くことが重要である。実際典型的な非定型精神病は，カタトニア症状は希薄である。さらに重要なのは，非定型精神病が臨床的に有用な疾患診断であるための必要条件でもあるのである。

4. 非定型精神病の屋台骨

非定型精神病の経過は激しい急激な人格の崩壊が，あたかも何もなかったかのように再統合されることに尽きる。完全寛解する姿は，てんかん発作から覚めたごとくでもある。何度も述べるが，筆者が診てきた非定型精

神病にはカタトニア症状はなかった。すべての症例はカタトニア症状のない女性症例であった。

　非定型精神病から学んだことは，症候学の重要性，そして症状の極性，そして周期性である。特に周期性に意味がある。

　その周期性について概説する。波長の長い周期性を示すのが当然躁うつ病である。より波長が短くなり，振動性の要素が強まる状態が非定型精神病であり，臨床特性と関連してくる。すなわち振動性の強い症候として，「恍惚と不安」，「多幸と絶望」，「誇大と卑屈」，「多動と無動」といった対極の感情が振動すると考える。そのなかにあって非定型精神病は，女性・性が持つ月経周期という二相性の振動が病態特有の波長が共鳴し，独特の症状特性を形成して発症する独立疾患である。

5. 症状精神病と非定型精神病の関係

　ボンホッファー(Bonhoeffer, D.)は，身体疾患の種類とは無関係に生ずる症状精神病を外因反応型とした。それは意識障害を主軸に，せん妄，もうろう，錯乱，幻視，アメンチア，躁状態などであり，まさに非定型精神病像をとる。症候学だけでは非定型精神病との鑑別は困難である。その中で症状精神病の特徴は性差がなく，心因が弱く，カタトニア症状もある。さらに身体疾患のほとんどは感染症，中毒，脳器質性であることが要点となる。

　それに対して広義の非定型精神病のうちカタトニアが基本にあるものは挿話性緊張病とする。これも心因は軽度，性差もないが，若年者では男性に多くみられる。背景に特に身体疾患はない。非定型精神病は月経を有する女性で，基盤に慢性身体疾患や自己免疫疾患などを有することが多い。さらに過剰な心理的負担が関連して発病する。最も違うのはカタトニア症状をほぼ示さないことである。

第6節　精神症候形成にかかわる女性・性の意義

1. 女性・性の意義

　女性・性の意義もさることながら，男性・性にも注目してきた。臨床的経験からあまり異論はないと思うが，男性はカタトニア症状を呈しやすく，若年でも統合失調症も発症する。自我の破綻状態によって，脱男性化が起こり，迫害妄想，拒絶，自己防衛的になってくる。さらに追い込まれることで世界救済の妄想反応など，献身的な思考になり，より女性化が進む。再度の主張であるが，女性化が自己防衛的に作動することを示している。その段階では，宗教的課題，万能，誇大的となり，男性・性が減弱していく。

　女性の性周期自体が，症状形成にはフィルターとなり，自己防衛反応機構として作動しているのではないかと考えてきた。そのことで症状が究極の防衛機制であるカタトニアまで進行しない。非定型精神病像に留まり，統合失調症状を呈しにくいと考えている。しかし閉経すると男性化として非定型精神病者もそれまでみられなかったカタトニア症状や統合失調症状が出現しやすくなる。

2. 周期性と極性と症候

　図X-12もまとめとして重要なのでここで再度示した。前述した周期性と極性と症候の関係をより具体的に示したものである。まず横軸に周期性を置いた。そして右方向に波動性，左方向に振動性周期とした。縦軸に極性を置き，上方向に躁病，下方向にうつ病を置いている。その途中に高揚病相と低迷病相を位置づけた。この座標軸において非定型精神病は図X-12のようになり，高揚病相が主役である。カタトニアはその逆に低迷病

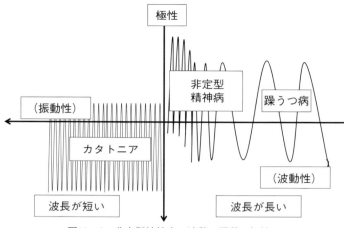
図X-12　非定型精神病の波動・振動・極性

相の主役となる。筆者は非定型精神病とカタトニアの境界線を形成することに「女性・性」が役割を果たしていると考えている。女性のもつ周期性がカタトニアの世界に入りにくくする、すなわち、症状悪化を阻止するレジリアンスの働きをしているのではないかということである。

　以上のことをまとめると次のようである。
①筆者の提唱する非定型精神病は典型的なカタトニア症状は含まない。
②女性・性（月経周期）がカタトニア症状形成に抑制的に作用する。
③非定型精神病は月経周期を有する女性に認められる。
④非定型精神病の病態は気分の高揚病相と低迷病相からなる。
⑤非定型精神病は症状の構造、経過、予後、病前性格、発病状況から、独立疾患として認める。

第7節　振動体は時間をつくる

　図Ⅹ-13に女性特有の非定型精神病の病因について，ある特有の素因，特有の刺激，スペクトラムの照射，そして発症と流れで表現した。この表現の背景は，ある発光体がある特定の光の周波数の照射を浴びて発光するという原子の特性を意味している。筆者は脳科学を波動と振動によって説明できないかと考えている。

1.　けいれんはカタトニアの本態

　季節性感情障害に光を照射して治療するというのは，実に興味深い。光と生命体は同調することがいかに生命体が生き延びるのに重要かは容易に理解できる。
　カタトニアの世界には，光，色，音，和音のすべてが存在していない。カタトニア状態にある生命の振動体は，波長が極端に短く早くなってほぼ振動していないようにみえる領域に近づく。その先は昏迷である。しかしカタトニアの世界では時間は存在しているのだ。この時間を論ずるには筆者の能力が足りない。ただしわかることがある。カタトニアは時間を刻むこと，区切ることができない。だから少なくともカタトニア内では周期がない。24時間という1日が存在しない。昼夜はもちろんない。光を感じても明暗周期がない。音は聞こえてもまとまった音の集合（曲）を認知できない。振動していなければ色も感じることができない。これが形而上の世界かどうかは不明ではある。

2.　振動体の本態

　波長の違いでエネルギーの高低差が起こり，色彩も変化する。音は不協

和音となり唸りを生じる。結局時間感覚が違ってくる。振幅が違うと小さいものは消失し力を失う。大きいほど強靱なリズムをかもし出す。位相の違いは，強め合うところと弱め合うところで干渉し，それが強すぎると白色光になるそうである。すべては波動の集合体といえる。

　熱せられて気化した金属原子は，外殻電子がエネルギーを受け取り，普段の基底状態よりエネルギー準位の高い軌道へと移動する。移動した電子は不安定な状態で，元の軌道に戻ろうとする。このとき，2つの状態のエネルギーの差に相当するエネルギーが電磁波として放出され，その波長が可視領域にあるとき，炎色反応を示すという。

　これら特有の発光反応はまさに精神疾患，特に特有の刺激スペクトラムの照射によって発症するカタトニアや非定型精神病の世界を彷彿とさせる（図X-13）。

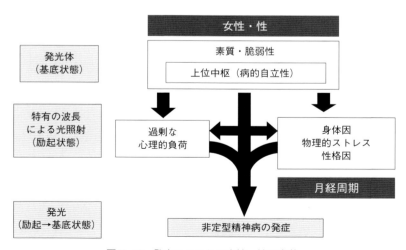

図X-13　発症にかかわる女性・性の意義

3. 生体にみられる振動体

　筆者にとって非定型精神病研究の原点となった症例であるが，初経に至っていない14歳の基礎体温が二相性であったことがここにきてその意味がわかる。末梢の現象として体温の二相性が観察されたが，子宮の変化ではなく脳内の機構が成熟によって二相性の振動があるからである。「女性・性」は卵胞期と黄体期に振幅，周期，位相を自ら変動させている。これこそ「女性・性」の振動である。この強靱な力が計り知れないレジリアンスを発揮しているのだ。

　カタトニアは意識が変容しながら，症候が振動するように非常に早く変動する。それに対して非定型精神病の症候は振動から波動に近くなる。それを操作する力となっているのが，「女性・性」ではないかと思う。

　また脳における情報はシナプスを介する断続的な電気的伝達が基本である。それはあたかもオン・オフの振動でもある。脳波による脳機能活動，てんかん発作にみられる spike and wave も遠く，または近く，非定型精神病の病因を反映しているように思える。

4. 月経周期と自己免疫

　月経の発現はわかっているようで十分にその機序が説明できない。妄想的な仮説であるが，黄体期自体が異物反応として認識され，自己免疫反応を起こしているのではないか，それが月経出血という形で終結しているのではないかなどと考えることがある。妊娠という最も異物の生命体を抱える作業をし，そして出産する，これも月経周期と似ている。10ヵ月後に自己免疫反応として出産するとみなすことはできないだろうか。

　月経周期は発症因子のリスクも否定できない。しかし発症後には症状を修飾，規定し，特にカタトニアの世界への突入を防御している。そればかりか，この強靱な周期性が症状をリセットして元に引き戻すレジリアンス

として作動する可能性もある。

　月経周期は病的な波長に基づく振動にかかわり，より短い波長にならないように作動している，また種々の病的な波長の混在下でも周期性によって，一気に修正してしまう力があるのではないかと思われる。

5. 心と体は両方とも主旋律を奏でる

　モーツァルトの曲はフーガが多い。それは心（精神・中枢神経）が主役で，体が脇役ではない。心と体が絡むことはあっても，片方が伴奏ではなく，両方とも主旋律であることを意味している。さらには心（心因），精神（内因），身体（器質・外因）の3つとも主旋律で，独立したメロディを持つのである。レクイエムにみる対立法という手法である。

　時には協調しないこともあるし，共鳴しないこともある。しかしそのなかにも独創的な調和がある。積極的に受容したものである。

最終章

スピリチュアル・ケア
非定型精神病とカタトニアの境界線

　「自然服従」とは森田正馬の到達した重要な森田療法のキーワードである。本書は「健康とはなにか」という切り口で始まった。神経症のひとは完全美を求めるので不合理で不条理で残酷な自然の摂理・驚異は納得できない。不安と恐怖はそこから生まれる。自然に同化などそう簡単ではない。ここに森田療法の最後の落とし穴が仕掛けられているのだ。天才的な禅僧が，哲学者が，詩人が，画家が有史以来挑戦してきた。脱落者はたくさんいる。最近注目されているひとに，103歳で画家の篠田桃紅さんがいる。100歳過ぎないとわからない世界なのか。不安と恐怖から解放されようとしてあがく。序章がそうであったように，私の小さな体験を最終章で書くことを許していただきたい。

　寡黙な父は気がむくと，自ら改造したスクーターの足元に5歳の私を乗せて海岸線をバタバタと走った。行先はたまに呼ばれる材木商の，あのシンデレラ城のような大邸宅である。広い敷地は芝生に覆いかぶさされている。そこには地平線も飲み込んだ永遠の広がりを持つ庭園があった。私は応接室にいる。父の用が終わるまでひとりで待つのだ。猫足だらけの巨大なソファや椅子，カウチ達。無力・無防備な私に向かって今にも動き出し，迫ってくる。私はジッとしていた。ここに私がいることを猫足達に気づかれないように。

突如止まってるはずの時間が動き出した。「ブレードランナー」に出てきたロボットかと思ったら，まぎれもなく人間だった。お手伝いさんが足音もなく現れた。失明しそうな強い輝きを放つ銀のお盆に何かのせていた。私に飲み物を持ってきてくれたのだ。あくまでハイカラなティーカップ，小さなわたしには大きすぎた。形も巧妙に湾曲して，色彩も見たことのない絵柄であった。そして金色の縁取りがまぶしかった。カップのなかを恐る恐るのぞきこんだ。コールタールのようにまっ黒な液体で満ちていた。生まれて初めて見たコーヒーであった。無性に「不安」であった。私にとっての恐怖に近い不安の「種火」のはじまりである。

精神病全般に言えることではあるが，特に非定型精神病との戦いはこの「種火」を消す作業として始まったのかもしれない。完全に「不安・恐怖の種火」を消さなければならないという強迫的命題として私の人生にのしかかってきた。さんざんである。

寡黙な父はスクーターから当時日本初の軽自動車に目をむけた。スバル360である。簡単に改造はできないが，足摺岬周辺の道なき道をぶっ飛ばしていた。ある日，巨漢の友人を乗せて見残し海岸を走っていたら，車の底が抜けたと連絡がきた。

ほとんど話さない父はハイカラを好んだ。スケート，乗馬，葉巻，家にはサンルームを作った。朝食はトーストと牛乳，サラダ。あの材木商に影響を受けていたのだろうか。昭和30年代初めの話である。

運命は大きく展開する。昭和40年3月30日，日本初の旅客機YS11の登場である。ジェットエンジンとプロペラを持つ今でいうハイブリット飛行機である。新し物の好きの父は昭和41年11月13日大阪から松山へこの飛行機に乗った。着陸に失敗し海に墜落した。50名とともに瀬戸内海に突っ込んだ。父は本当に何もしゃべらなくなった。このYS11はその年の1月に制作された新品であった。

それから50年後の2015年11月11日，MRJが初飛行を成功させた。

くしくも同日松山で日本航空産業関連の学会が開催されていた。そのメイン会場にはMRJの初飛行がライブで映し出され，その成功を祝って万歳の声がかかったと報道された。半世紀エンジンや母体構造の不備，未熟だったといわれているYS11の事故現場であった松山で，航空関係者がそれも同じ11月の2日違いの11日に万歳をする神経を私は疑った。この事故による犠牲者は50人ではない。御巣鷹山のように語られない飛行機事故はたくさんある。14歳であった私の「不安と恐怖」は種火から引火されていった。強迫的な安全を求めた旅がはじまったのだ。

　病の源は「不安と恐怖」である。非定型精神病の場合，その発症過程において痛々しい馬鹿げた努力の人生が始まる。

　今や宇宙に誰かがいる時代である。日本人も何人宇宙に飛んだか。宇宙飛行士の人選が厳密に行われている。ある日その関係者がやってきた。我が大学が当初よりかかわっていた関係もあって精神的な面の面接に医師を出してほしいということであった。すでに日程が決まっていた。その日程は試験など教育行事，学会開催など多重に複雑な日であった。私が困って少し時間をほしいと返事した。なんとか工面して協力するつもりでいた。即答しない私に来訪者は明らかに不快そうな表情になった。今でも忘れられないできごとである。YS11の事故の報道はMRJの初飛行の日には隠された。松山で万歳の声がこだました。ましてや宇宙飛行士の人選にかかわることは名誉だと思わなければならないようである。私の「不安と恐怖」に少し「怒り」がトッピングされた。

　そんな同じ2015年10月，20年ぶりに学会参加のため，祈りの街，長崎に行った。YS11が墜落したとき，私は松山で中学生であった。そのとき住んでいたのが聖トマス寮であった。寮の面会室に『ロザリオの祈り』，『この子を残して』という永井隆博士の本が置いてあった。子供心に痛く感動した。中学生の私は，「母が恋しくて夜，5歳の娘が私の胸をまさぐりにくる。ああ，この子を残して逝かなければならないのか……」という

文章が脳裏に焼き付いた。長崎医科大学放射線科の準教授であった永井博士は爆心地のすぐそばで被爆し，妻を亡くし自らも重傷を負い白血病となった。さぞかし原爆を恨んでいることだろう。何もかも失って。と私は長く思っていた。違ったのである。永井博士は兵器としてではなく原子力は平和に利用すれば人間に大きく貢献してくれる，その発展と平和利用を亡くなるまで訴え続けたのある。

こんな齢になって私は初めて気がついた。今までは自分や家族の運命を変えてしまった飛行機を恨んでいた。飛行機だって兵器にもなる。しかし永井博士は闘病中も原子力の有用性を信じていたのである。松山の万歳三唱や宇宙開発の来訪者のことなどなんと小さな問題だ。なんと些細なことで怒りを覚えていたのだろう。心が恥ずかしい。平和を求めることが重要なのである。この説明をしたく私的なエピソードを紹介したのである。

原子力も航空機も安全ではない。安全を求めすぎることが不自然にもなる。強迫的に安全を求めたら戦争が起きる。2015年の象徴であった安保法がそうである。安全が平和を導くのではない。平和が安全を導くのである。

本書は非定型精神病とカタトニア，そして拒絶と服従という副題を掲げた。心と体のせめぎあい，複雑な病気が発症する。最終章の内容とどのように結び付くのかちんぷんかんぷんの貴兄も多いだろう。奇病とされたカタトニア，いわゆる発狂，とりつかれた魔女のごとく扱われていた非定型精神病，両者とも心と体の戦争である。

世界の国々のスタンスを見てみよう。無抵抗の国もある。服従である。昔の日本がそうであったようによその国まで行って戦う国もある。聖戦と偽って戦う国もある。テロを含め拒絶が招く不幸ははかりしれない。地球自体が生命体のサンプルのようにも思える。国はいろんな臓器だ。心臓は，脳は，足は，胃はどの国だろう。いつまでもこの地球で人間が住むために，闘ってはいけない。1960年イギリスが後先考えずに，精神病と戦うのを止めたように。

筆者は非定型精神病と戦い続けて自らボロボロになった。ボロボロにもしてしまった。取り返しのつかないことをしてしまった。なぜって，非定型精神病は挑発上手なのだ。いかにもそこに原因があるようにちらつかせる。テロには屈しないというあり得ない聖戦をしてきた。そんな戦いに実りはない。ほぼ50年間の研究（？）成果は皆無だ。原因も治療法もほとんど何もわからなかった。ただわかったことは，自然経過が治癒に導く。戦う（治療する）と自然経過が屈折してしまう。悪化させる。
　とは言え本書の意味は？　ということになる。原因に結びついている可能性のある心を惑わす魅力的な臨床症候がたくさんあるのだ。それを信じて今までカールバウム眼で看てきた。それを伝えたかったのである。私の妄想かもしれないが，意義がある仮説をたくさん紹介したつもりである。ぜひ活かしてほしいと願っている。

　もりあがった気持ちの表現で終わるわけにはいかない。自然に同一化しようと試みた詩人を紹介する。中原中也，高橋新吉，井伏鱒二である。前者2人は別章で紹介したので，井伏鱒二のことに少しふれたい。これは友人からもらった『厄除け詩集』を読んだからである。中学の国語の教科書に「鱒」があったことを記憶している。なぜ記憶しているのか。なんとつまらない小説だろう，退屈な文章だろうと思ったからである。なのに50年以上も記憶しているのは何か意味があったのだ。その意味がこんなに時間を経て少しだけわかった。自然描写を鱒二のこころを通して表現すること，この大きなテーマに彼は挑戦していたのだ。細かい自然描写は極力避けている気がする。全体のなかの山であり，川であり花でしかない。しかしそこに真実がある。真実は強い。事実を受け入れた潔さがある。これが厄除けの異名を獲得した所以であろう。あらためてあの退屈だった「鱒」をこれから読むんだ。

平和の祈り

　ある程度原稿を書き終えて，わかったことがある。文章というのは伝達の手段である。だから私が伝えたいと思った，「非定型精神病」と「カタトニア」についてあらゆる言葉の手段を駆使して文章化しようとした。非定型精神病は事実ある。カタトニアは事実ある。でも文章で表現することはできなかった。できないことに気がついた。そんな目で見ていただくと，我ながら恥ずかしくなるが，気負った序章から始まり，第Ⅰ章から最後まで何度も重複した内容の繰り返しであることの意味がわかっていただけると思う。表現しきれないもどかしさである。病気の本態から，「そんな甘いものではない」と打ちのめされる。しかしそこに事実，存在する。非定型精神病とカタトニアは，「事実であり，真実である」。そんな私の未熟な精神医学に付き合っていただける方しか読破できない本である。

　ではどう表現するのか。当たり前であるがそのまま事実のままを書く。まるで井伏鱒二である。美しいものをみたら心が揺らぐ。怖いものをみたら不安になる。この個人の心理，情緒反応を極力避けることである。私の序章など流行作家ぶって思いきり情緒的文章となっている。序章から読んでほしい。それでも随所に情緒的心理が挿入されているが，今の自分，体験したときの自分で極力事実，真実を伝えることに重点を置いたつもりである。カタトニアは身体症状を通した病態であるので比較的自然描写が可能である。問題は非定型精神病である。先人の偉業には圧倒されるが，平凡な精神科医でありながら私は「非定型精神病」をライフワークとして挑戦してきた。少し接近したかなと思い，学会に出したり論文にしたりした。甘くなかった。非定型精神病からつっかえされる。でも絶望はしていない。だからこんなに長くできたんだとも思う。次々と接近するためのアイデア

が沸いてくるのである。非定型精神病を表現することで精神科医の力量を試されている気がする。それは苦痛ではない。興味がつきない研究対象だからである。今ここにきて興味を持っているのは根底に潜む心身を巻き込んだ「恐怖」とアレルギー反応（「自己免疫」まで言葉を広げると研究者の情緒的感情を含んでしまうかな）のこの2つである。明日にはまた変わるかもしれない。

　本書のまとめである。私は治療の要として自然との同調，同一化などという表現もしてきた。しかしやはり森田正馬がいう「自然服従」が正しい。自然と人間が折り合うのではない。ひとの存在はもっと謙虚な立場である。本書の副題にあるようにこれこそ言葉で表現できない「自然」に服従することがひととしての，「健康の要」と思っている。

中山和彦

文　献

序章
序-1) 中山和彦：非定型精神病—治療別症例集．星和書店，東京，1996．

第I章
I-1) 古茶大樹，針間博彦：病の「種」と「類型」，「階層原則」．臨床精神病理，31：7-17，2010．
I-2) 中安信夫：分裂病症候学．星和書店，東京，2001．

第II章
II-1) 中安信夫：統合失調症の病態心理　要節：状況意味失認—内因性反応仮説．星和書店，東京，2013．
II-2) Wing, J.K., Cooper, J.E., Sartorius, N.: The measurement and classification of psychiatric symptoms: An instruction manual for the PSE and Catego Program. Cambridge University Press, England, 1974.
II-3) Brown, G.W., Birley, J.L.T., Wing, J.K.: Influence of family life on the course of schizophrenic disorders: A replication. Br. J. Psychiatry, 121 (562): 241-258, 1972.
II-4) Leff, J., Vaughn, C.: Expressed emotion in families. Guilford Press, New York, 1985.
II-5) 中山和彦：前思春期周期性精神の一例．精神医学，33：359-365，1991．
II-6) 中山和彦：向精神薬の科学—非定型精神病の治療をめざして．星和書店，東京，1992．
II-7) 中山和彦：特定不能な精神疾患．星和書店，東京，1996．
II-8) Nakayama, K., Nakagawa, T., Hiyama, T.: Circadian changes in body temperature during the menstrual cycle of healthy adult females and patients suffering from premenstrual syndrome. Int. J. Clin. Pharm. Res., 17: 155-164, 1997.
II-9) Nakayama, K. et al.: Diurnal rhythm in body temperature in different phases of the menstrual cycle. J. J. Psychi. Neuro., 46 (1): 235-237, 1992.
II-10) 中山和彦：月経関連症候群の提案—月経関連症候群の臨床的位置づけと治療について—．心身医学，43 (2)：103-113，2003．
II-11) 中山和彦，遠藤拓郎，吉牟田直孝ほか：季節性感情障害の一症例における神経生物学的検討．精神医学，33：175-184，1991．
II-12) 中山和彦：非定型精神病．最新精神医学，11 (2)：111-117，2006．
II-13) Fink, M., Taylor, M.A.: Catatonia: A clinician's guide to diagnosis and treatment. Cambrige UK: Cambridge University Press, 2003.（鈴木一正訳：カタトニア—臨床医のための診断・治療ガイド．星和書店，東京，2007．）
II-14) Pauleikhoff, B.: Die Katatonie. Fortschr. Neurol. Psychiatr., 37：461-496, 1969.
II-15) 中山和彦：女性の精神医学 - 非定型精神病と月経関連症候群．精神医学，49 (12)：1216-1228，2007．
II-16) 中山和彦：てんかんが語る脳内物語—けいれんする生命—．精神神経誌，114

(7):835-843, 2012.

第Ⅲ章

Ⅲ-1) 市橋秀夫：緊張病の精神病理―緊張病親和性性格を中心に―．分裂病の精神病理 12巻（村上靖彦編）．東京大学出版会，東京，1983．

Ⅲ-2) Kahlbaum, K.L.: Die Katatonie oder das Spannungsirresein. August Hirschwald, Berlin, 1874.（渡辺哲夫訳：緊張病．星和書店，東京，1979.）

第Ⅳ章

Ⅳ-1) 中山和彦：月経障害が手がかりとなる精神疾患（上）―基礎体温の臨床応用―．こころの臨床ア・ラ・カルト，11（1）：65-69，1992．

第Ⅴ章

Ⅴ-1) 明石真：生物の時間額―生体時間と現代生活環境―．こころと文化，12（1）：22-30，2013．

Ⅴ-2) Nakayama K.: Diurnal rhythm in extracellular levels of 5-hydroxyindoleacetic acid in the medial prefrontal cortex of freely moving rats: An in vivo microdialysis study. Prog. Neuropsyhopharmacol. Biol. Psychiatry., 26: 1383-1388, 2002.

第Ⅵ章

Ⅵ-1) 宿伊之助（訳）：ゴッホの手紙（テオドル宛）．J.V.ゴッホ-ボンゲル（編）．岩波文庫，東京，1970．

Ⅵ-2) 小林聡幸：緊張病―外延から内包へ―．日本生物学的精神医学会誌，21：13-20，2010．

Ⅵ-3) Geschwind, N.: Interictal behavioral change in epilepsy. Epilesia, 24 (Suppl. 1): 23-30, 1983.

Ⅵ-4) Geschwind, N.: Behavioral change in temporal lobe epilepsy. Psycho Med, 9: 217-219, 1979.

Ⅵ-5) Trimble, M.R.: The psychoses of epilepsy. Raven Press, New York, 1991.

Ⅵ-6) 松浦雅人：フィンセント・ファン・ゴッホ―ゲシュビント症候群か？―．日病跡誌，45：94-96，1993．

Ⅵ-7) Blumer, D., Wakhlu, S., Montouris, G., Wyler, A.R.: Treatment of the interictal psychosis. J. Clin. Psychiatry, 61: 110-122, 2000.

Ⅵ-8) Blumer, D., Davies, K.: Psychiatric issues in epilepsy surgery. In; Ettinger, A.B., Kanner, A.M., eds. Psychiatric issues in epilepsy: A practical guide to diagnosis and treatment. Lippincott Williams & Wilkins, Philadelphia, p.231-249, 2001.

Ⅵ-9) Blumer, D., Montouris, G., Davies, K.: The interical dysphoric disorder: Recognition, pathogenesis, and treatment of the major psychiatric disorder of epilepsy. Epilepsy Behav., 5: 826-840, 2004.

Ⅵ-10) Blumer, D.: Antidepressant and double antidepressant treatment for the affective disorder of epilepsy. J. Clin. Psychiatry, 58: 3-11, 1997.

第Ⅶ章

Ⅶ-1) 広沢正孝：こころの構造からみた精神病理―広汎性発達障害と統合失調症をめぐ

って―. 岩崎学術出版社, 東京, 2013.
Ⅶ-2）市橋秀夫：経過と予後　分裂病の精神病理と治療 7. 星和書店, 東京, 1996.
Ⅶ-3）Lindamer, L.A., Lohr, J.B., Harris, M.J. et al.: Genger, estrogen, and schizophrenia. Psychopharmacol. Bull., 33: 221-228, 1997.
Ⅶ-4）Häfner, H., Behrens, S., De Vry, J. et al.: Oestradiol enhances the vulnerability threshold for schizophrenia in women by an early effect on dopaminergic transmission. Eur. Arch. Psychiatry Clin. Neurosci., 241: 65-68, 1991.
Ⅶ-5）Häfner, H., Behrens, S., De Vry, J. et al.: An animal model for the effects of estradiol on dapaminemediated behavior: Implications for sex defferences in schizophrenia. Psychiatry Res., 38: 125-134, 1991.

第Ⅸ章

Ⅸ-1）中山和彦：言葉で理解する森田療法　まったく新しい森田療法のかたち. 白揚社, 東京, 2014.

第Ⅹ章

Ⅹ-1）Kübler-Ross, E.: On death and dying. Macmillan, New York, 1969.

●著者●

中山　和彦（なかやま　かずひこ）

1951年：愛媛県宇和島市に生まれる。
1977年：東京慈恵会医科大学卒業後，精神医学講座で
　　　　研修，助教，講師を経て，1994年准教授。
1996年：ロンドン大学精神医学研究所にて客員教授として留学。
2001年：中華人民共和国大連医科大学客員教授。
2004年：東京慈恵会医科大学精神医学講座主任教授。
　　　　専門は精神薬理学，非定型精神病，森田療法，精神医学史など。
主な著書に，『向精神薬の科学』（星和書店　1992），『抗うつ薬の科学』（星和書店　1995），『特定不能な精神疾患』，『非定型精神病　治療別症例集』（ともに星和書店1997），『中高年のうつ』（大泉書店　2003），『図解　よくわかる大人の発達障害』（共著　ナツメ社　2010），『てんかんの生活指導ノート』（共著　金剛出版　2014），『言葉で理解する森田療法－まったく新しい森田療法のかたち』（白揚社　2014）などがある。

●イラスト●

キン・シオタニ
イラストレーター。学生時代は貧乏旅行にあけくれる。95年に発売された「長い題名シリーズ」のポストカードで注目され，以降，テレビ，広告，雑誌など多くのメディアにイラストや文章を提供。近年はドローイングシアターという独特のパフォーマンスを国内外で行っている。現在，自身が出演する旅番組「キンシオ」をtvkほかでオンエア中。

非定型精神病とカタトニア
―拒絶と服従から学ぶ症候学―

2016年5月26日　初版第1刷発行

著　者　中山和彦
発行者　石澤雄司
発行所　㈱星和書店
　　　　〒168-0074　東京都杉並区上高井戸1-2-5
　　　　電話　03（3329）0031（営業部）／03（3329）0033（編集部）
　　　　FAX　03（5374）7186（営業部）／03（5374）7185（編集部）
　　　　http://www.seiwa-pb.co.jp

Ⓒ 2016　星和書店　　Printed in Japan　　ISBN978-4-7911-0933-3

- 本書に掲載する著作物の複製権・翻訳権・上映権・譲渡権・公衆送信権（送信可能化権を含む）は㈱星和書店が保有します。
- JCOPY〈（社）出版者著作権管理機構 委託出版物〉
本書の無断複写は著作権法上での例外を除き禁じられています。複写される場合は，そのつど事前に（社）出版者著作権管理機構（電話 03-3513-6969，FAX 03-3513-6979，e-mail：info@jcopy.or.jp）の許諾を得てください。

非定型精神病
―治療別症例集―

［編］中山和彦
B5判　288頁　6,600円

臨床現場で役立つよう、非定型精神病の定義や問題点は前面に出さず、治療法別に症例を紹介し、要点をまとめている。治療戦略のみならず、病態、成因の研究に大いに役立つ治療指針書。

特定不能な精神疾患
―操作的診断法―

［著］中山和彦
A5判　160頁　3,300円

臨床的に診断が困難な精神疾患をまとめた初めての書。閃輝暗点、開眼困難、めまい、月経障害等、主に身体疾患が何らかのかたちで関わっている疾患群が集められている。臨床各科で有用かつ貴重な書。

発行：星和書店　http://www.seiwa-pb.co.jp　価格は本体（税別）です

こころのかたち

[著] 中山和彦

四六判　208頁　1,900円

手先と脳、自己表現、夢、親子関係、摂食障害、抑うつ、睡眠、音楽など、ストレスから逃れ、健康な心を保って生きるための役立つ情報を集めた手軽に読めるユニークな一冊。

抗うつ薬の科学
―基礎と臨床的検証―

[編] 中山和彦

A5判　352頁　4,600円

あらゆる抗うつ薬の精神薬理学的特徴をわかりやすくまとめ、さらに薬理作用と臨床効果の矛盾点など、さまざまな問題点を整理し、最新の知見も交えて抗うつ薬を総合的に解説する。

発行：星和書店　http://www.seiwa-pb.co.jp　価格は本体(税別)です

緊張病
（オンデマンド）

［著］K・L・カールバウム
［訳］渡辺哲夫

A5判　238頁　4,600円

本書は、内因性精神病のみならず、精神病研究全般に大きな影響を与えた。これは精神医学の疾病論、精神病像をどのように把握すべきかという大きな問いかけであった。

破瓜病
（オンデマンド）

［著］E・ヘッカー／E・クレペリン
［訳］渡辺哲夫

A5判　146頁　2,900円

ヘッカーの「破瓜病」はひとつの独立した論文であり、クレペリンの破瓜病観は早発性痴呆に最も具体的なかたちで展開されている。

発行：星和書店　http://www.seiwa-pb.co.jp　価格は本体（税別）です